Manual de Condutas e Práticas Fisioterapêuticas no Câncer de Mama da ABFO

Thieme Revinter

Manual de Condutas e Práticas Fisioterapêuticas no Câncer de Mama da ABFO

Segunda Edição

Laura Rezende
Larissa Louise Campanholi
Alessandra Tessaro

Thieme
Rio de Janeiro • Stuttgart • New York • Delhi

Dados Internacionais de Catalogação na Publicação (CIP)
(eDOC BRASIL, Belo Horizonte/MG)

R467m

Rezende, Laura
  Manual de condutas e práticas fisioterapêuticas no câncer de mama da ABFO / Laura Rezende, Larissa Louise Campanholi, Alessandra Tessaro. – 2.ed. – Rio de Janeiro, RJ: Thieme Revinter, 2024.

  14 x 21 cm
  Inclui bibliografia
  ISBN 978-65-5572-268-0
  eISBN 978-65-5572-269-7

  1. Câncer de mama. 2. Oncologia. 3. Fisioterapia. I. Campanholi, Larissa Louise. II. Tessaro, Alessandra. III. Título.

CDD 616.994

Elaborado por Maurício Amormino Júnior – CRB6/2422

Contato com as autoras:

Laura Rezende
rezendelaura@hotmail.com
laura@fae.br

Larissa Louise Campanholi
larissalcm@yahoo.com.br

Alessandra Tessaro
alessandra_tessaro@yahoo.com.br

© 2024 Thieme. All rights reserved.
Thieme Revinter Publicações Ltda.
Rua do Matoso, 170
Rio de Janeiro, RJ
CEP 20270-135, Brasil
http://www.ThiemeRevinter.com.br

Thieme USA
http://www.thieme.com

Design de Capa: © Thieme

Impresso no Brasil por Gráfica Santuário
5 4 3 2 1
ISBN 978-65-5572-268-0
Também disponível como eBook:
eISBN 978-65-5572-269-7

Nota: O conhecimento médico está em constante evolução. À medida que a pesquisa e a experiência clínica ampliam o nosso saber, pode ser necessário alterar os métodos de tratamento e medicação. Os autores e editores deste material consultaram fontes tidas como confiáveis, a fim de fornecer informações completas e de acordo com os padrões aceitos no momento da publicação. No entanto, em vista da possibilidade de erro humano por parte dos autores, dos editores ou da casa editorial que traz à luz este trabalho, ou ainda de alterações no conhecimento médico, nem os autores, nem os editores, nem a casa editorial, nem qualquer outra parte que se tenha envolvido na elaboração deste material garantem que as informações aqui contidas sejam totalmente precisas ou completas; tampouco se responsabilizam por quaisquer erros ou omissões ou pelos resultados obtidos em consequência do uso de tais informações. É aconselhável que os leitores confirmem em outras fontes as informações aqui contidas. Sugere-se, por exemplo, que verifiquem a bula de cada medicamento que pretendam administrar, a fim de certificar-se de que as informações contidas nesta publicação são precisas e de que não houve mudanças na dose recomendada ou nas contraindicações. Esta recomendação é especialmente importante no caso de medicamentos novos ou pouco utilizados. Alguns dos nomes de produtos, patentes e design a que nos referimos neste livro são, na verdade, marcas registradas ou nomes protegidos pela legislação referente à propriedade intelectual, ainda que nem sempre o texto faça menção específica a esse fato. Portanto, a ocorrência de um nome sem a designação de sua propriedade não deve ser interpretada como uma indicação, por parte da editora, de que ele se encontra em domínio público.

Todos os direitos reservados. Nenhuma parte desta publicação poderá ser reproduzida ou transmitida por nenhum meio, impresso, eletrônico ou mecânico, incluindo fotocópia, gravação ou qualquer outro tipo de sistema de armazenamento e transmissão de informação, sem prévia autorização por escrito.

AGRADECIMENTOS

Expressamos nossa sincera gratidão à Associação Brasileira de Fisioterapia em Oncologia (ABFO), representada pela Profa. Dra. Erica Fabro, presidente da instituição. A parceria e o comprometimento da ABFO desempenharam um papel fundamental na viabilização da segunda edição deste Manual, enriquecendo o cenário da fisioterapia em oncologia no Brasil. Agradecemos a confiança depositada em nossa iniciativa e, por contribuir de maneira significativa para a disseminação do conhecimento e aprimoramento das práticas clínicas. Que este livro prossiga fortalecendo a qualidade da atuação dos profissionais de fisioterapia, promovendo avanços que melhoram a qualidade de vida de pacientes com câncer de mama.

Agradecimentos das autoras:

Ao ver meu trabalho materializado nas páginas deste livro, não posso deixar de reconhecer a importância das muitas mãos que seguraram as minhas nesta jornada. Obrigada ao meu marido Ricardo, exemplo diário de dedicação às pacientes com câncer de mama, que me incentiva a buscar a excelência na prática profissional. Agradeço meus pais, meus filhos, minha irmã e minha sobrinha por darem suporte às minhas atividades profissionais, que muitas vezes me deixa distante fisicamente. O amor e o apoio de todos vocês faz com que obras assim sejam possíveis. Obrigada Alê, Lari e ABFO, por mais essa parceria! É ótimo trabalhar com vocês! Agradeço as minhas amigas fisioterapeutas Juliana e Vanessa, sempre presentes. Obrigada a tantos leitores, alunos e pacientes que me permitiram chegar até aqui!

Laura Rezende

Meu agradecimento para minha tia, que através do seu tratamento oncológico me despertou a paixão pela fisioterapia no câncer de mama. Agradeço também aos pacientes que tive o prazer de atender e aprender com cada caso, assim como aos colegas fisioterapeutas que foram meus professores na minha formação para chegar até aqui! E em especial, agradeço às minhas queridas amigas Laura e Alessandra por tornarem possível a realização deste livro. Foi um imenso prazer trabalhar com pessoas que eu tanto admiro.

Larissa Louise Campanholi

Agradeço à minha família pelo apoio incondicional e à todas as pacientes que me incentivam e inspiram, cada vez mais, a contribuir positivamente na qualidade de vida de cada uma. Agradeço também, a ABFO e as colegas Laura e a Larissa, amigas e parceiras em mais uma edição, não só de um livro, mas de trocas de experiências e conquistas realizadas!

Alessandra Tessaro

PREFÁCIO

O número de casos de câncer, nos últimos anos, aumentou notavelmente, sendo considerado o principal problema de saúde pública mundial, especialmente entre os países de baixa e média renda e isto está relacionado tanto com o crescimento e envelhecimento populacional, quanto com o desenvolvimento socioeconômico.

Excluindo os tumores de pele não melanoma, o câncer de mama é o mais frequente entre as mulheres no mundo, não sendo diferente entre as brasileiras. Sua incidência aumenta substancialmente a cada ano e seu tratamento varia de acordo com o estadiamento da doença e suas características biológicas. Com a proposta das condutas se tornando cada vez mais individualizada, o tratamento tem maior potencial curativo quando a doença é diagnosticada em sua fase inicial e a cirurgia menos mutilante, mas as complicações ainda podem ocorrer impactando negativamente na qualidade de vida das mulheres que sofrem com essa doença.

Segundo o Conselho Federal de Fisioterapia e Terapia Ocupacional (COFFITO), a Fisioterapia tem como objetivo preservar, manter, desenvolver e restaurar a integridade cinético-funcional de órgãos e sistemas do corpo humano. Ao prestar a assistência junto ao paciente com câncer, o papel da fisioterapia é imprescindível em todas as fases do desenvolvimento ontogênico, com o objetivo de prevenção, promoção, tratamento e paliação das complicações advindas do tratamento e/ou da evolução da doença, minimizando as implicações instaladas, auxiliando no retorno das atividades de vida diária e proporcionando melhora na qualidade de vida.

PREFÁCIO

A Associação Brasileira de Fisioterapia em Oncologia (ABFO) foi fundada em 2008 com o objetivo de reunir fisioterapeutas dedicados à Oncologia por meio de constantes ações, como a confecção deste Manual, para estimular a qualificação dos profissionais que atuam na assistência à saúde do paciente com câncer, garantindo o desenvolvimento da especialidade.

Conheço pessoalmente os trabalhos das Dras. Laura, Larissa e Alessandra há alguns anos graças à Fisioterapia em Oncologia. As três são especialistas e grandes referências para todos que trabalham na área.

Parabenizo a iniciativa das autoras e da ABFO por nos brindar com uma segunda edição do *Manual de Condutas e Práticas Fisioterapêuticas no Câncer de Mama da ABFO* mais completa, sem pretensão alguma de esgotar todos os temas por saberem o quanto é vasta a assistência fisioterapêutica junto à paciente com câncer de mama.

A fisioterapia pode atuar desde o diagnóstico, iniciando a pré-habilitação, no intraoperatório, no pós-operatório imediato, no seguimento, tratamento das complicações e cuidados paliativos. Este Manual é um excelente guia para uma condução adequada no tratamento de pacientes que passam pelo tratamento do câncer de mama.

Erica Alves Nogueira Fabro
Presidente da ABFO
(Gestão: 2021-2025)

PREFÁCIO DA PRIMEIRA EDIÇÃO

As doenças neoplásicas representam um grave problema de saúde pública em razão de sua alta incidência, morbidade e mortalidade. Várias estratégias vêm sendo implementadas com o objetivo de favorecer o controle do câncer por meio de ações de prevenção primária, secundária e terciária. Entretanto, essas estratégias somente terão algum impacto se todos os profissionais de saúde assumirem seu papel e atuarem de acordo com os princípios e diretrizes do nosso sistema de saúde.

Segundo a Resolução nº 397/2011 do Conselho Federal de Fisioterapia e Terapia Ocupacional (COFFITO), a "atuação do Fisioterapeuta em Oncologia se caracteriza pelo exercício profissional em todos os níveis de atenção à saúde, em todas as fases do desenvolvimento ontogênico, com ações de prevenção, promoção, proteção, rastreamento, educação, intervenção, recuperação e reabilitação do paciente oncológico". Nesse sentido, o fisioterapeuta exerce papel fundamental e estratégico no controle do câncer em nossa população.

Com o objetivo de colaborar na qualificação de fisioterapeutas, a Associação Brasileira de Fisioterapia em Oncologia (ABFO), na gestão 2013-2017, idealizou manuais de condutas e práticas de Fisioterapia em Oncologia. Dando continuidade, lançamos agora o Manual direcionado à abordagem fisioterapêutica no câncer de mama.

O câncer de mama é a neoplasia de maior incidência entre as mulheres. Com a incorporação de novas tecnologias no tratamento oncológico, a maioria das mulheres sobrevivem a essa doença. Entretanto, várias complicações agudas e crônicas podem ocorrer em decorrência desse tratamento, o que pode comprometer todos os domínios da qualidade de vida dessas mulheres, repercutindo também em suas relações sociais, laborais e de lazer.

Portanto, a ênfase do cuidado fisioterapêutico nas mulheres com câncer de mama deve ser focada em todos os níveis de prevenção (primária, secundária e terciária) e incorporada em todos os níveis de atenção (baixa, média e alta complexidade), garantindo assim o acesso da população à atenção fisioterapêutica especializada.

Pensando nisso, o presente Manual aborda a atuação da fisioterapia na prevenção e tratamento das principais complicações do tratamento sistêmico e locorregional do câncer de mama, fornecendo ao leitor as evidências científicas atuais, integradas à grande experiência prática e acadêmica dos autores.

Esperamos, dessa forma, que este Manual seja um instrumento que favoreça à implementação das ações de controle do câncer de mama, por meio de qualificada assistência fisioterapêutica.

Anke Bergmann
Presidente da Associação Brasileira de Fisioterapia em Oncologia
(Gestão: 2017-2021)

**Jaqueline Munaretto Timm Baiocchi, Larissa Louise Campanholi
Samantha Karlla Lopes de Almeida Rizzi**
Comitê de edição de manuais

AUTORES

Profa. Dra. Laura Rezende
Fisioterapeuta Especialista em Fisioterapia em Oncologia pela Associação Brasileira de Fisioterapia em Oncologia (ABFO/COFFITO)
Especialista em Fisioterapia em Saúde da Mulher pela Associação Brasileira de Fisioterapia em Saúde da Mulher (ABRAFISM/COFFITO)
Mestre e Doutora pelo Departamento de Tocoginecologia da Faculdade de Ciências Médicas da Universidade Estadual de Campinas (Unicamp)
Pós-Doutora pelo Departamento de Mastologia, Ginecologia e Obstetrícia da Universidade Estadual Júlio de Mesquita Filho (Unesp)
Docente Concursada do Curso de Graduação em Fisioterapia, e Pró-Reitora de Pós-Graduação e Pesquisa do Centro Universitário das Faculdades Associadas de Ensino (Unifae), SP
Autora dos livros "Manual de Condutas e Práticas Fisioterapêuticas no Câncer de Mama da ABFO", "Eletrotermofototerapia em Oncologia" e "Fotobiomodulação com *Laser* e LED em Uroginecologia e Proctologia", pela Editora Thieme Revinter
Autora de diversos artigos científicos e capítulos de livros
Ministrante de cursos pelo Brasil e América Latina

Profa Dra Larissa Louise Campanholi
Fisioterapeuta Especialista em Fisioterapia em Oncologia pela Associação Brasileira de Fisioterapia em Oncologia (ABFO/COFFITO)

Mestre e Doutora em Oncologia pelo A.C. Camargo Cancer Center
Aperfeiçoamento Avançado em Cuidados Paliativos pelo ASAS
Pós-Graduada em Fisioterapia Cardiorrespiratória pelo CBES
Fisioterapeuta no Instituto Sul Paranaense de Oncologia (Complexo ISPON)
Professora Universitária e de Pós-Graduação
Autora do Manual de Condutas e Práticas Fisioterapêuticas em Cuidados Paliativos da ABFO e de vários capítulos e artigos científicos na área de oncologia

Profa. Ms. Alessandra Tessaro
Fisioterapeuta
Fellow no Instituto Europeu de Oncologia – Milão, Itália
Especialista em Fisioterapia em Oncologia pela Associação Brasileira de Fisioterapia em Oncologia (ABFO/COFFITO)
Mestre em Ciências da Reabilitação pela Universidade Federal de Ciências da Saúde de Porto Alegre (UFCSPA)
Fisioterapeuta do Núcleo Mama Moinhos do Hospital Moinhos de Vento
Autora de vários capítulos e livros na área da Mastologia

INTRODUÇÃO

O câncer de mama é um grupo heterogêneo de doenças, com comportamentos e modalidades distintas, sendo o câncer mais comum entre as mulheres, correspondendo a 30,1% dos casos de câncer, excetuando, o câncer de pele (Taylor, 2023). Segundo a American Cancer Society, estima-se para este ano, nos Estados Unidos, que uma a cada três mulheres, tenha câncer de mama, como demonstram os dados estatísticos abaixo (Ferlay et al, 2020; Siegel et al, 2023):

- 297.790 novos casos de câncer de mama invasivo em mulheres.
- 55.720 novos casos de carcinoma *in situ* (câncer não invasivo) em mulheres.
- 43.700 óbitos de mulheres.
- 2.800 novos casos de câncer de mama invasivo em homens.
- 530 óbitos de homens.

No Brasil, o Instituto Nacional do Câncer estima que 73.610 novos casos sejam diagnosticados no biênio 2023-2025. O câncer de mama é a primeira causa de morte por câncer na população feminina em todas as regiões do Brasil, exceto na região Norte, onde o câncer do colo do útero ocupa o primeiro lugar. Em 2020 ocorreram 17.825 óbitos por câncer de mama, o equivalente a um risco de 16,47 mortes por 100 mil mulheres (INCA, 2022a).

Já em relação aos homens, o câncer de mama é uma doença rara, embora tem-se observado um aumento de 20 a 25% em sua incidência. Estima-se que 2.800 homens americanos sejam diagnosticados com câncer de mama, representando aproximadamente 1% de todos os casos e resultando em 530 óbitos pela doença (Siegel et al, 2023).

Estudos demonstram taxas mais altas de câncer de mama em mulheres transgêneros e não conformes com o gênero em comparação com homens cisgêneros, bem como um risco menor de câncer de mama em homens transgêneros em comparação com mulheres cisgêneros. Para homens transgêneros que se submeteram à cirurgia torácica para remover as mamas, a redução do risco de câncer de mama é um achado esperado e consistente com a redução do risco de mastectomia na população feminina cisgênero. No entanto, há uma falta de dados e recomendações sobre a triagem do câncer de mama e o tratamento de pacientes transgêneros, o que leva a uma alta taxa de progressão da doença antes do diagnóstico (Panichella et al, 2023).

Em temos de mortalidade no Brasil, no ano de 2019, foram registradas 227 mortes de homens por câncer de mama (INCA, 2022b). As diretrizes para diagnóstico e tratamento, seguem as mesmas recomendações estabelecidas para o tratamento do câncer de mama em mulheres (Lucena e Mussi, 2023).

Diante desse contexto, com expressivos números de casos novos diagnosticados a cada ano e com o aumento de sobrevida após a doença, a preocupação com a recuperação funcional e com minimização da morbidade tornou-se fundamental. A medicina deu quantidade de anos a esses pacientes e a fisioterapia precisa dar qualidade de vida a esses anos.

Este manual tem como objetivo apresentar um guia de orientações e condutas práticas clínicas para que o fisioterapeuta possa embasar seu tratamento em pacientes com câncer de mama. Para melhor entendimento, o manual está apresentado em capítulos, enfocando, principalmente, os diferentes momentos do pós-tratamento cirúrgico e/ou adjuvante; porém, sem descuidar da atenção ao pré-operatório e à educação da paciente.

REFERÊNCIAS BIBLIOGRÁFICAS

Ferlay J, Colombet M, Soerjomataram I, Parkin DM, Piñeros M, Znaor A, Bray F. Cancer statistics for the year 2020: An overview. Int J Cancer. 2021 Apr 5.

Instituto Nacional de Câncer (Brasil). Estimativa 2023: incidência de câncer no Brasil/ Instituto Nacional de Câncer. Rio de Janeiro: INCA, 2022a.

Instituto Nacional do Câncer (Brasil). Dados e números sobre câncer de mama - Relatório anual 2022. Rio de Janeiro: INCA, 2022b.

Lucena CEM, Mussi MCL. Mastologia do Diagnóstico ao Tratamento. Editora MedBook, 2023.

Panichella JC, Araya S, Nannapaneni S, Robinson SG, You S, Gubara SM, Gebreyesus MT, Webster T, Patel SA, Hamidian Jahromi A. Cancer screening and management in the transgender population: Review of literature and special considerations for gender affirmation surgery. World J Clin Oncol. 2023 Jul 24;14(7):265-284.

Siegel RL, Miller KD, Wagle NS, Jemal A. Cancer statistics, 2023. CA Cancer J Clin. 2023 Jan;73(1):17-48.

Taylor C, McGale P, Probert J, Broggio J, Charman J, Darby SC et al. Breast cancer mortality in 500 000 women with early invasive breast cancer diagnosed in England, 1993-2015: population based observational cohort study. BMJ. 2023 Jun 13;381:e074684.

SUMÁRIO

CAPÍTULO 1
Avaliação e Pré-Habilitação Fisioterapêutica no Paciente com Câncer de Mama... 1
Avaliação... 1
Pré-Habilitação... 17
Referências Bibliográficas... 19

CAPÍTULO 2
Pós-Operatório: Centro Cirúrgico, Ambiente Hospitalar e Ambulatorial.. 21
Dentro do Centro Cirúrgico....................................... 21
Pós-Operatório.. 23
Referências Bibliográficas... 28

CAPÍTULO 3
Complicações no Pós-Operatório de Câncer de Mama........... 31
Síndrome da Rede Axilar.. 31
Aderência Tecidual.. 38
Lesões Nervosas Motoras... 43
Postura.. 45
Imagem Corporal... 47
Seroma.. 54
Deiscência... 56
Dor... 58
Disfunção Sexual.. 71
Referências Bibliográficas... 71

CAPÍTULO 4
Linfedema 77
Classificação 77
Avaliação 80
Prevenção 82
Recursos Fisioterápicos 83
Referências Bibliográficas 95

CAPÍTULO 5
Reconstrução Mamária 99
Reconstrução com Retalhos Miocutâneos 99
Reconstrução com Próteses ou Expansores 103
Complicações Pós-Operatórias 105
Referências Bibliográficas 112

CAPÍTULO 6
Atividade Física no Câncer de Mama 115
Referências Bibliográficas 129

CAPÍTULO 7
Complicações Decorrentes do Tratamento Complementar: Radioterapia, Quimioterapia e Hormonioterapia, Terapia-Alvo e Imunoterapia 131
Radioterapia no Câncer de Mama 131
Quimioterapia Adjuvante ou Neoadjuvante 138
Hormonioterapia 148
Referências Bibliográficas 150

CAPÍTULO 8
Cuidados Paliativos no Câncer de Mama 155
Referências Bibliográficas 161

Índice Remissivo 165

Manual de Condutas e Práticas Fisioterapêuticas no Câncer de Mama da ABFO

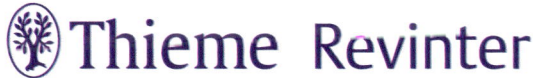

AVALIAÇÃO E PRÉ-HABILITAÇÃO FISIOTERAPÊUTICA NO PACIENTE COM CÂNCER DE MAMA

CAPÍTULO 1

AVALIAÇÃO

As cirurgias da mama podem ser mais invasivas, como as mastectomias radicais ou radicais modificadas (retirada de toda a mama) ou conservadoras (quando a mama é preservada total ou parcialmente). A mastectomia é uma técnica cirúrgica em que toda a mama é retirada. Nesse caso, o fisioterapeuta precisará avaliar a presença ou ausência dos músculos peitorais maior e menor, e em caso de presença, irá avaliar o trofismo muscular. A mastectomia (Fig. 1-1) é um procedimento cirúrgico caraterizado pela retirada de todo ou quase todo o conteúdo mamário, podendo preservar somente a pele (*skin sparing* - Fig. 1-2) ou preservar a pele e o complexo areolopapilar ou areolomamilar (*nipple sparing* - Fig. 1-3), com a finalidade de facilitar a reconstrução e promover o menor dano possível.

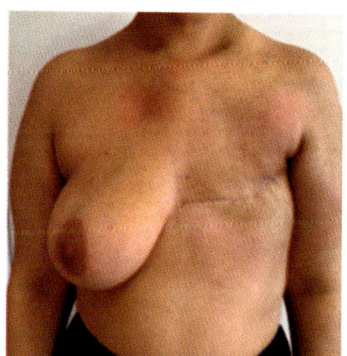 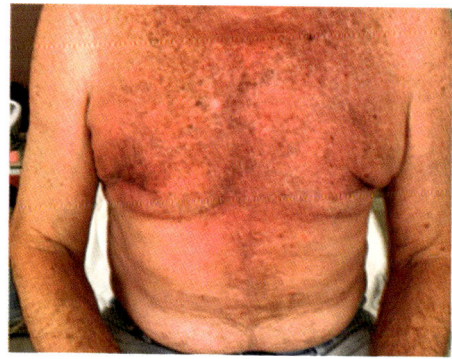

Fig. 1-1. Mastectomia unilateral feminina e bilateral masculina, respectivamente.

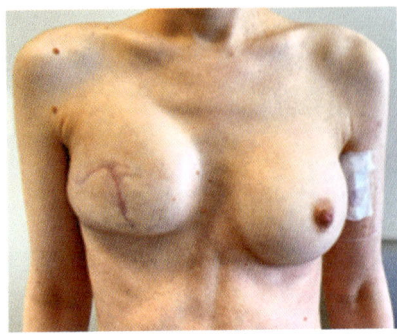

Fig. 1-2. Mastectomia *skin sparing*.

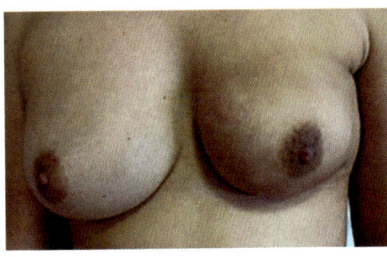

Fig. 1-3. Mastectomia *nipple sparing*.

Já as cirurgias conservadoras da mama (Fig. 1-4) são denominadas quadrantectomia – que remove o quadrante da mama onde está localizado o carcinoma mamário, incluindo a pele e a fáscia do músculo peitoral e setorectomia ou tumorectomia, que consiste na remoção de tecido mamário suficiente para a retirada do tumor com as margens livres de doença, preservando a mama.

Ambas as técnicas são tratamentos cirúrgicos caracterizados pela retirada do tumor primário, com margem de segurança associada à avaliação da axila. As cirurgias conservadoras são o tratamento de escolha para tratar os tumores inicias, mantendo a segurança oncológica semelhante à mastectomia, com bom resultado estético e menos prejuízos psicológicos e físicos (Frasson et al., 2022).

Por ser uma doença sistêmica e para que se tenha um estadiamento mais preciso do câncer de mama, é necessário que se faça uma cirurgia na cadeia linfática axilar correspondente. A abordagem axilar pode ser pela linfadenectomia ou pela biópsia de linfonodo sentinela.

O fisioterapeuta precisará ter conhecimento sobre a técnica de abordagem axilar realizada, para assim, direcionar de forma mais assertiva a reabilitação do paciente.

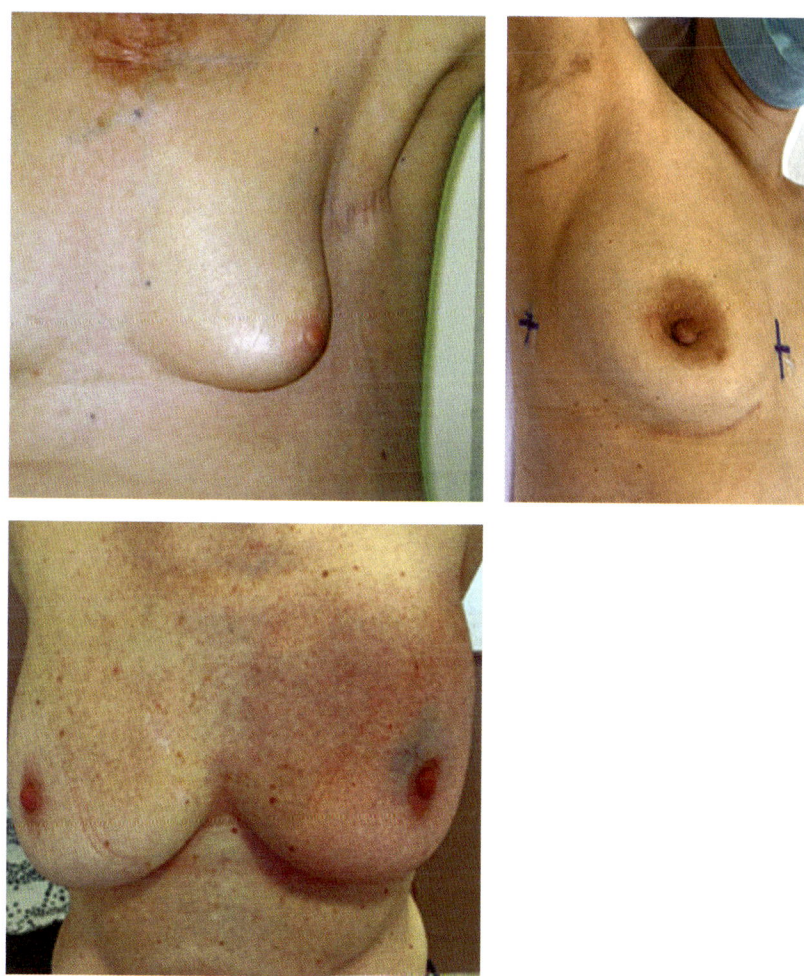

Fig. 1-4. Cirurgia conservadora da mama.

- Linfadenectomia axilar ou esvaziamento axilar (Fig. 1-5): remoção de no mínimo dez (ou mais) linfonodos da cadeia linfática axilar, podendo remover até os três níveis da cadeia linfática.
- Biópsia do linfonodo sentinela (Fig. 1-6): remoção do primeiro linfonodo da cadeia axilar de drenagem tumoral. Segundo a American Joint Cancer Committee, pode ser retirado um ou mais (até seis) para

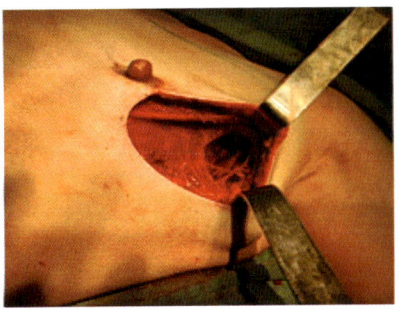 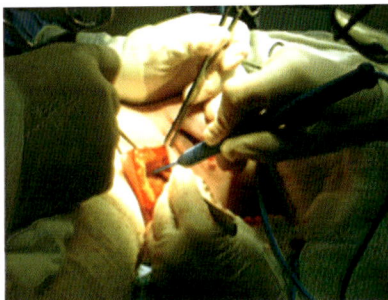

Fig. 1-5. Linfanedectomia axilar.

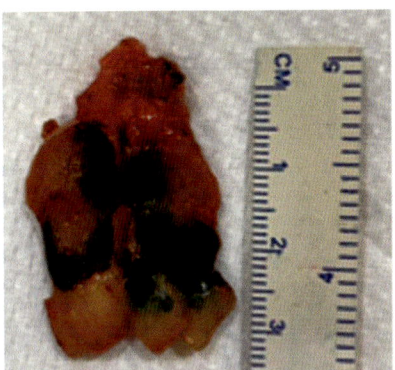 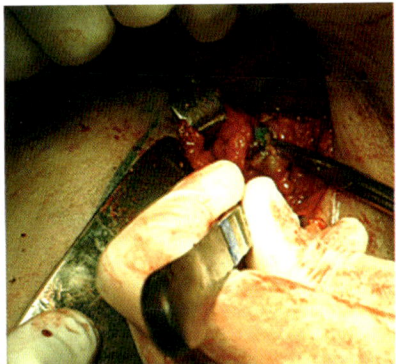

Fig. 1-6. Linfonodo sentinela.

o melhor estadiamento da doença. Caso não haja células tumorais nesse linfonodo, os demais linfonodos poderão ser preservados. Em caso de presença de células tumorais, o cirurgião realizará a linfadenectomia (Lucena et al., 2023).

Após a anamnese, o fisioterapeuta também deve realizar um eficiente exame físico, tanto no pré-operatório, como no pós-operatório. Devem ser avaliadas a mobilidade articular, a força muscular e a funcionalidade dos membros superiores, assim como sua relação com a coluna vertebral.

A goniometria deve ser utilizada para medir a amplitude de movimento da articulação do ombro, em graus. Para realizar a goniometria o paciente deve permanecer com a região a ser avaliada despida, com movimentação ativa do ombro e com bom alinhamento postural.

Na flexão do ombro, pode-se realizar o movimento, levando o braço para frente, com a palma da mão voltada medialmente paralela ao plano sagital, em decúbito dorsal (Fig. 1-7).

Na extensão do ombro, pode-se realizar o movimento, levando o braço para trás, com a palma da mão voltada medialmente paralela ao plano sagital, em decúbito lateral (Fig. 1-8).

Na abdução do ombro, pode-se realizar o movimento, levando o braço lateralmente ao corpo, com a palma da mão voltada anteriormente paralela ao plano frontal, em decúbito lateral (Fig. 1-9).

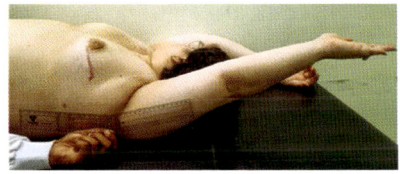

Fig. 1-7. Avaliação da flexão do ombro com goniometria.

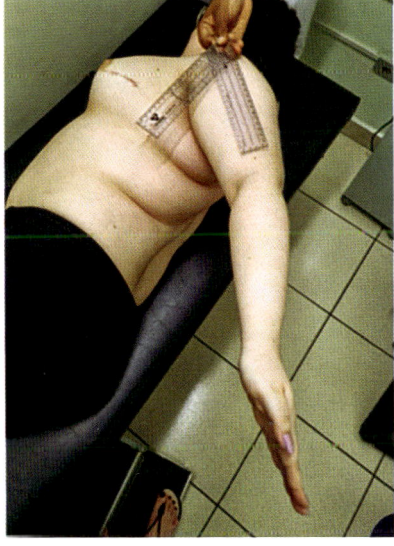

Fig. 1-8. Avaliação da extensão do ombro com goniometria.

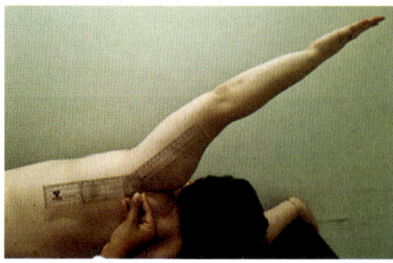

Fig. 1-9. Avaliação da abdução do ombro com goniometria.

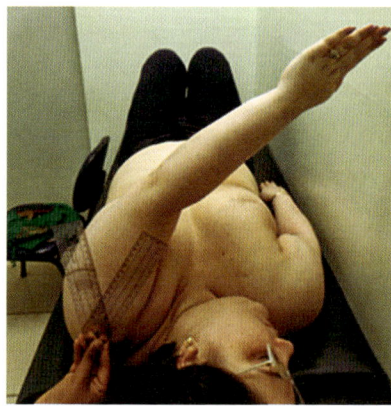

Fig. 1-10. Avaliação da adução horizontal do ombro com goniometria.

Na adução horizontal do ombro, pode-se realizar o movimento, levando o braço medialmente ao corpo, com a palma da mão voltada anteriormente paralela ao plano frontal, em decúbito dorsal (Fig. 1-10).

Na rotação interna do ombro, pode-se realizar o movimento com o braço em 90 graus de abdução, mantendo o cotovelo em flexão de 90 graus, levando-o em rotação medial, em decúbito dorsal (Fig. 1-11).

Na rotação externa do ombro, pode-se realizar o movimento com o braço em 90 graus de abdução, mantendo o cotovelo em flexão de 90 graus, levando-o em rotação lateral, em decúbito dorsal (Fig. 1-12).

Para a graduação do teste de força muscular, o fisioterapeuta pode orientar-se pelo Quadro 1-1.

A dor pode ser avaliada pela escala visual analógica de dor (EVA) (Fig. 1-13).

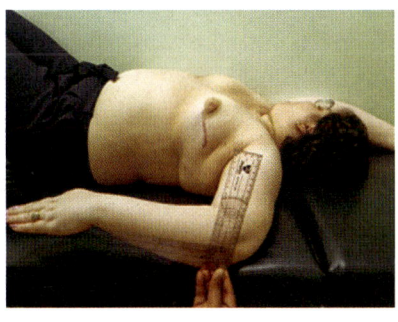

Fig. 1-11. Avaliação da rotação interna do ombro com goniometria.

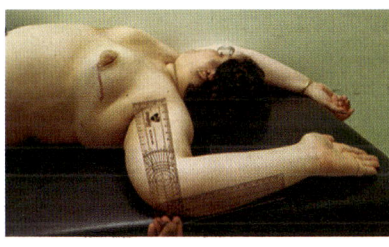

Fig. 1-12. Avaliação da rotação externa do ombro com goniometria.

Quadro 1-1. Graduação da força muscular

Graduação	Descrição
0	Nenhuma contração muscular palpável ou observável
1	Contração muscular palpável, não é observado qualquer movimento da parte do corpo
2	Amplitude integral do movimento com a eliminação da gravidade, mínima ADM presente contra a gravidade
3	Amplitude integral do movimento presente contra gravidade
4	Amplitude integral do movimento presente contra gravidade, com considerável resistência propiciada pelo examinador
5	Amplitude integral do movimento presente contra gravidade, com rigorosa resistência aos movimentos propiciada pelo examinador

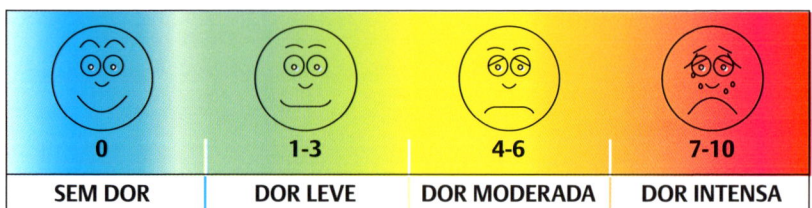

Fig. 1-13. Escala visual analógica.

Quadro 1-2. QUICK – DASH Disfunções do Braço, Ombro e Mão

	Não houve dificuldade	Houve pouca dificuldade	Houve dificuldade média	Houve muita dificuldade	Não conseguiu fazer
1. Abrir um vidro novo ou com a tampa muito apertada	1	2	3	4	5
2. Escrever	1	2	3	4	5
3. Virar uma chave	1	2	3	4	5
4. Preparar uma refeição	1	2	3	4	5
5. Abrir uma porta pesada	1	2	3	4	5
6. Colocar algo em uma prateleira acima de sua cabeça	1	2	3	4	5
7. Fazer tarefas domésticas pesadas (por exemplo: lavar paredes, lavar o chão)	1	2	3	4	5
8. Fazer trabalho de jardinagem	1	2	3	4	5

Quadro 1-2. *(Cont.)* QUICK – DASH Disfunções do Braço, Ombro e Mão

	Não houve dificuldade	Houve pouca dificuldade	Houve dificuldade média	Houve muita dificuldade	Não conseguiu fazer
9. Arrumar a cama	1	2	3	4	5
10. Carregar uma sacola ou uma maleta	1	2	3	4	5
11. Carregar um objeto pesado (mais de 5 kg)	1	2	3	4	5
12. Trocar uma lâmpada acima da cabeça	1	2	3	4	5
13. Lavar ou secar o cabelo	1	2	3	4	5
14. Vestir uma blusa fechada	1	2	3	4	5
15. Usar uma faca para cortar alimentos	1	2	3	4	5
16. Atividades recreativas que exigem pouco esforço (por exemplo: jogar cartas, tricotar)	1	2	3	4	5
17. Atividades recreativas que exigem força ou impacto nos braços, ombros ou mãos (por exemplo: jogar vôlei, martelar)	1	2	3	4	5

Quadro 1-2. *(Cont.)* QUICK – DASH Disfunções do Braço, Ombro e Mão

	Não houve dificuldade	Houve pouca dificuldade	Houve dificuldade média	Houve muita dificuldade	Não conseguiu fazer
18. Atividades recreativas nas quais você move seu braço livremente (como pescar, jogar peteca)	1	2	3	4	5
19. Transportar-se de um lugar a outro (ir de um lugar a outro)	1	2	3	4	5
20. Atividades sexuais	1	2	3	4	5
	Não afetou	Afetou pouco	Afetou Medianamente	Afetou muito	Afetou extremamente
21. Na semana passada, em que ponto o seu problema com braço, ombro ou mão afetaram suas atividades normais com família, amigos, vizinhos ou colegas?	1	2	3	4	5
	Não Limitou	Limitou pouco	Limitou medianamente	Limitou muito	Não conseguiu fazer
22. Durante a semana passada, o seu trabalho ou atividades diárias normais foram limitadas devido ao seu problema com braço, ombro ou mão?	1	2	3	4	5

Quadro 1-2. *(Cont.)* QUICK – DASH Disfunções do Braço, Ombro e Mão

Meça a gravidade dos seguintes sintomas na semana passada:

	Nenhuma	Pouca	Mediana	Muita	Extrema
23. Dor no braço, ombro ou mão quando você fazia atividades específicas	1	2	3	4	5
24. Desconforto na pele (alfinetadas) no braço, ombro ou mão	1	2	3	4	5
25. Fraqueza no braço, ombro ou mão	1	2	3	4	5
26. Dificuldade em mover braço, ombro ou mão	1	2	3	4	5
	Não houve dificuldade	Pouca dificuldade	Média dificuldade	Muita dificuldade	Tão difícil que você não pode dormir
27. Durante a semana passada, qual a dificuldade você teve para dormir por causa da dor no seu braço, ombro ou mão?	1	2	3	4	5
	Discordo totalmente	Discordo	Não concordo nem discordo	Concordo	Concordo Totalmente
28. Eu me sinto menos capaz, menos confiante e menos útil por causa do meu problema com braço, ombro ou mão	1	2	3	4	5

Quadro 1-2. *(Cont.)* QUICK – DASH Disfunções do Braço, Ombro e Mão

*ESCORES DOS SINTOMAS E DISFUNÇÃO DO QuickDASH = [(soma das respostas / n) – 1] x 25, quando o n é o número completo de respostas
*O escore do QuickDASH não pode ser calculado se houver mais de um item não válido

QUICK DASH – MÓDULO OPCIONAL

As questões que se seguem são a respeito do impacto causado no braço, ombro ou mão quando você toca instrumento musical, pratica esportes ou ambos. Se você toca mais de um instrumento, pratica mais de um esporte ou ambos, por favor, responda com relação ao que é mais importante para você. Por favor, indique o esporte ou instrumento que é mais importante para você: _____.

☐ Eu não toco instrumentos ou pratico esportes (você pode pular esta parte).
Por favor, circule o número que melhor descreve sua habilidade física na semana passada.

	Fácil	Pouco difícil	Dificuldade média	Muito difícil	Não conseguiu fazer
1. Uso de sua técnica habitual para tocar instrumento ou praticar esporte?	1	2	3	4	5
2. Tocar o instrumento ou praticar o esporte por causa de dor no braço, ombro ou mão?	1	2	3	4	5
3. Tocar seu instrumento ou praticar o esporte tão bem quanto você gostaria?	1	2	3	4	5

Quadro 1-2. *(Cont.)* QUICK – DASH Disfunções do Braço, Ombro e Mão

| 4. Usar a mesma quantidade de tempo tocando seu instrumento ou praticando esporte? | 1 | 2 | 3 | 4 | 5 |

As questões seguintes são sobre o impacto do seu problema no braço, ombro ou mão em sua habilidade de trabalhar (incluindo tarefas domésticas se este é seu trabalho). Por favor, indique qual é seu trabalho:_ _____.
☐ Eu não trabalho (você pode pular esta parte).
Por favor circule o número que melhor descreve sua habilidade física na semana passada.

	Fácil	Pouco difícil	Dificuldade média	Muito difícil	Não conseguiu fazer
1. Uso de sua técnica habitual para seu trabalho?	1	2	3	4	5
2. Fazer seu trabalho usual por causa de dor em seu braço, ombro ou mão?	1	2	3	4	5
3. Fazer seu trabalho tão bem quanto você gostaria?	1	2	3	4	5
4. Usar a mesma quantidade de tempo fazendo seu trabalho?	1	2	3	4	5

*Escores dos módulos opcionais: somar os valores de cada resposta; dividir por 4 (número de itens); subtrair 1; multiplicar por 25.
*O escore do módulo opcional não pode ser calculado se houver mais de 1 item não válido.

Existem alguns questionários validados para a avaliação da capacidade funcional do membro superior que podem ser utilizados no pré e pós-operatório de câncer de mama, como o Quick -DASH, desenvolvido pelo Institute for Work and Health (2003), apresentado no Quadro 1-2. Tão ou mais importante que os dados objetivos do movimento do paciente, como força e amplitude de movimento, é a função do membro superior. Ter essa informação é importante para que o acompanhamento da funcionalidade possa ser realizado.

Após avaliar a amplitude de movimento (ADM) da articulação do ombro (bilateralmente), força muscular (bilateralmente) e capacidade funcional do membro superior, o fisioterapeuta deve avaliar a perimetria de membro superior (Ancukiewicz et al., 2011), pelo risco de desenvolvimento de linfedema após a cirurgia por câncer de mama.

Um aspecto importante para a avaliação da circunferência do membro superior é que os pontos escolhidos sejam sempre os mesmos, tanto na avalição, como em todas as reavaliações, a posição do paciente, a pressão e a posição da fita métrica devem ser as mesmas.

Uma sugestão para a marcação desses pontos é tomar a linha interarticular do cotovelo como ponto zero e fazer as marcações (Fig. 1-14):

- Articulação metacarpofalangiana.
- Processo estiloide do rádio.
- 7, 14 e 21 cm abaixo do ponto zero.
- 7, 14 e 21 cm acima do ponto zero.

A avaliação do membro superior utilizando a perimetria manual também pode ser realizada pela fórmula do cone truncado (Ancukiewicz et al., 2011), partindo da linha interarticular do cotovelo, também com intervalos de 7 cm (Fig. 1-15).

A avaliação da incisão cirúrgica deve sempre fazer parte da avaliação fisioterapêutica. Sua presença pode ocasionar alterações cosméticas, funcionais e psicológicas ao paciente. A escala de avaliação cicatricial POSAS é uma boa sugestão (Lenzi et al., 2019). A avaliação cicatricial (POSAS) possui duas escalas, a do Paciente (responde sobre prurido, dor, cor, espessura, relevo e rigidez) e a do Observador (avalia a vascularização, pigmentação, espessura, relevo e maleabilidade cicatricial). Ambas contêm 6 itens que são pontuados numericamente, pontuando de 1 a 10, sendo que o valor 10 indica a pior cicatriz ou sensação imaginável. A pontuação total de ambas as escalas consiste no somatório da pontuação

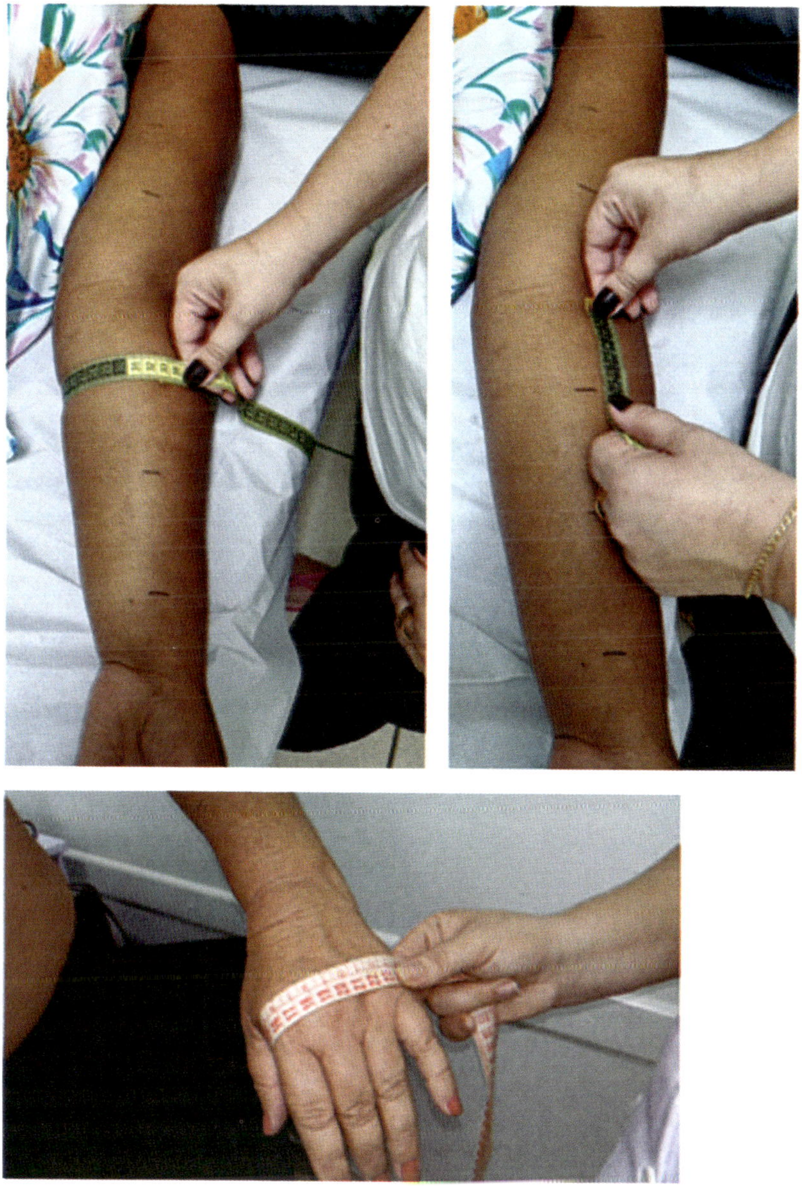

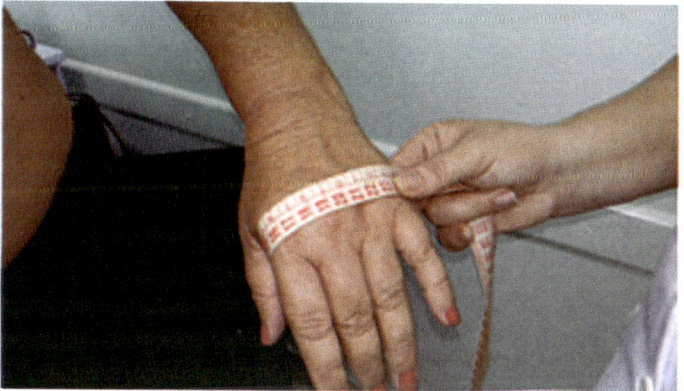

Fig. 1-14. Perimetria de membro superior.

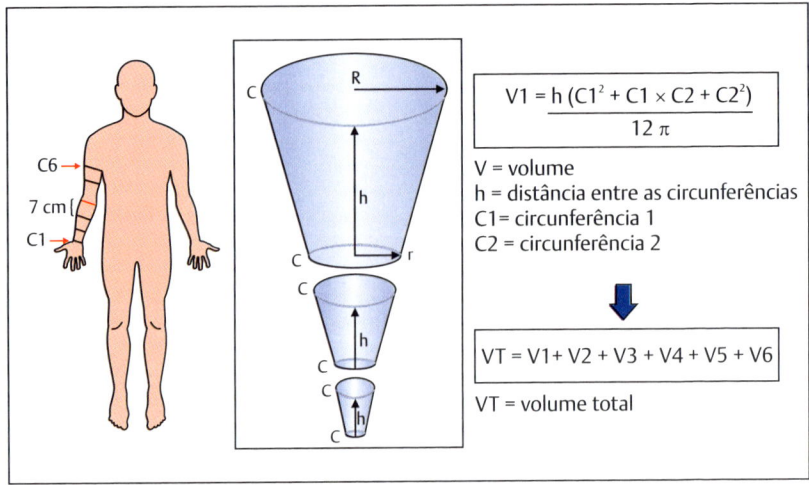

Fig. 1-15. Fórmula do cone truncado.

de cada um dos 6 itens (variação de 6 a 60). A pontuação mais baixa, 6, reflete a pele normal, enquanto a pontuação mais alta, 60, indica um nível extremo de alteração tecidual, sendo o pior estado possível.

A avaliação postural deve preceder a cirurgia com o objetivo de identificar as alterações posturais prévias e evitar as repercussões futuras na biomecânica postural no pós-operatório.

A qualidade de vida é uma construção multidimensional e subjetiva que reflete a sensação geral de bem-estar de um indivíduo. As sobreviventes do câncer de mama apresentam prejuízos significativos na qualidade de vida relacionada à saúde, principalmente nos domínios físico e psicológico. Essas deficiências podem persistir por anos após o diagnóstico e podem ser mais importantes em pacientes diagnosticadas em estágios mais tardios da doença (Burell et al., 2023). Está bem estabelecido que a utilização de questionários validados é um método apropriado para o estudo da qualidade de vida. Assim, instrumentos com confiabilidade comprovada e que estejam traduzidos e validados em português são necessários, para que avaliações específicas possam ser incluídas na avaliação fisioterapêutica (Sbalchiero et al., 2013).

Os questionários mais frequentemente utilizados para qualidade de vida são o European Organization for Research and Treatment of Cancer Core Quality of Life Questionnaire (EORTC QLQ-C30) e o módulo complementar European Organization for Research and Treatment of Cancer Breast Cancer-Specific Quality of Life Questionnaire (EORTC QLQ-BR23), desenvolvido, em 1996, com o objetivo de mensurar a qualidade de vida em pacientes com câncer de mama. O QLQ BR 23 é composto por duas escalas: uma funcional e outra de sintomas e efeitos colaterais relacionados ao tratamento, imagem corporal, sexualidade e perspectivas futuras. As escalas variam de 0-100, sendo na escala funcional, quanto maior a pontuação, melhor a qualidade de vida, e na de sintomas, quanto maior a pontuação, mais sintomas, pior qualidade de vida.

Com o abrangente impacto das novas opções terapêuticas, dos possíveis efeitos colaterais e sintomas que influenciam na qualidade de vida do paciente, surgiu um novo questionário, em 2018, o QLQ-BR45 com 45 itens, mantendo 23 dos itens originais e adicionando 22 novos itens, com foco nos efeitos colaterais de novas terapias sistêmicas e locais (Bjelic-Radisic et al., 2020). Este questionário ainda não está validado no Brasil.

Outro questionário para avaliação da qualidade de vida em sobreviventes de câncer de mama é o Functional Evaluation Scale in Cancer Therapy (FACT-B+4). A FACT-B+4 consiste em 42 itens que avaliam diferentes fatores relacionados à qualidade de vida em pacientes com câncer de mama, incluindo bem-estar físico, social/familiar, emocional e funcional. A escala também tem itens que medem questões específicas do câncer de mama e questões específicas do linfedema. Os participantes responderam a todos os itens usando uma escala do tipo Likert que variava de 1 (nem um pouco) a 5 (muito) para indicar seu nível de concordância ou impacto experimentado. Existe um manual de orientação para o cálculo da pontuação final (Fresno-Alba et al., 2023).

PRÉ-HABILITAÇÃO

O momento pré-operatório é a oportunidade para o fisioterapeuta conhecer o paciente antes que qualquer intervenção seja realizada. Atualmente, é possível realizar a pré-habilitação, período que acontece entre o diagnóstico e o início do tratamento oncológico. Esta fase é caraterizada por intervenções multidisciplinares, direcionadas para a melhora da saúde física e emocional do paciente, buscando reduzir a incidência e a gravidade de possíveis sequelas atuais e futuras (Touhey, 2023).

É importante estabelecer um nível funcional básico, identificar deficiências e fornecer intervenções que promovem a saúde física e psicológica. Complicações esperadas após o tratamento do câncer de mama são a dor e a diminuição da amplitude de movimento do ombro, sendo assim exercícios de alongamento e fortalecimento musculares nesta região ajudam na recuperação pós-operatória (Baima et al., 2017).

Na pré-habilitação o fisioterapeuta deve enfatizar a importância do acompanhamento durante toda a trajetória do tratamento, para que possam ser rapidamente identificados e tratados os eventos adversos que sejam passíveis de reabilitação. O paciente precisa compreender a importância da reabilitação, que irá acelerar a recuperação, reduzindo a necessidade de tratamento intensivo e/ou prolongada e o negativo impacto nas atividades diárias, laborais e de lazer.

Antes do início do tratamento oncológico, os pacientes geralmente estão em melhores condições físicas em comparação ao período agudo pós-tratamento, permitindo a realização de exercícios mais intensos e estabelecendo níveis básicos de função que podem tornar-se metas pós-tratamento. Psicologicamente, a pré-habilitação oferece aos pacientes a oportunidade de se sentirem mais no controle de sua saúde e dos resultados do tratamento, o que, por sua vez, pode diminuir a ansiedade que antecede este momento (Santa Mina et al., 2017).

O fisioterapeuta deve iniciar a sua consulta fazendo uma anamnese minuciosa para obter informações relativas ao tratamento oncológico oferecido ao paciente, o tipo de cirurgia que será realizada, se terá ou não uso de expansor de tecidos ou próteses (havendo reconstrução mamária), se fará quimioterapia, radioterapia ou hormonioterapia.

O paciente deve ser questionado em relação aos seus antecedentes osteomioarticulares e estruturas que estarão envolvidas no processo de reabilitação, como ossos, bursas, tendões, cápsulas articulares, músculos e ligamentos. É importante conhecer as atividades laborais e rotineiras do paciente e também é o momento para orientar exercícios globais e exercícios locorregionais pertinentes aos déficits relacionados ao tratamento. É essencial que o fisioterapeuta conheça as sequelas comuns de curto e longo prazos, bem como as sequelas menos frequentes, mas graves.

Como a pré-habilitação é o período entre o diagnóstico e o início do tratamento, há um desafio pragmático para fornecer intervenções prévias significativas para pacientes com câncer de mama. As metas de tempo geralmente são de um mês após o diagnóstico. Embora tempos de espera curtos sejam positivos para melhorar os resultados, eles exigem uma intervenção condensada do fisioterapeuta para produzir o efeito protetor da pré-habilitação (Santa Mina et al., 2017).

Como o tratamento do câncer de mama é realizado em fases, compostas de várias estratégias para o controle completo do tumor, a janela de oportunidade para a pré-habilitação pode ser altamente variável entre as pacientes. A pré-habilitação pode ser oferecida antes da terapia neoadjuvante antes da cirurgia. Para tratar o amplo espectro de efeitos adversos associados à terapia local e sistêmica, a abordagem mais abrangente e frequente é a pré-habilitação multimodal, iniciada imediatamente após o diagnóstico e até a cirurgia. Isso deve ser seguido por uma reabilitação pós-operatória progressiva, antes das terapias sistêmicas, que se concentra na recuperação de deficiências locorregionais e, ao mesmo tempo, melhorar os condicionamentos cardiovascular e musculoesquelético em geral para aumentar a tolerância à quimioterapia e para proteger contra as alterações deletérias na saúde psicossocial, na composição corporal e na cardiotoxicidade (Santa Mina et al., 2017). Logicamente, adaptações individuais devem ser feitas acompanhando a sequência de estratégias terapêuticas propostas.

Programa de exercícios supervisionados na intervenção de pré-habilitação para pacientes com câncer de mama pode incluir exercícios específicos a partir da avaliação realizada, treinamento aeróbico e de resistência. A pré-habilitação bem realizada promove a redução dos escores de ansiedade, estresse e insônia, sendo o período ideal para determinar as necessidades dos pacientes. É uma oportunidade para melhorar os resultados clínicos, psicológicos, físicos e de qualidade de vida (Toohey, 2023).

REFERÊNCIAS BIBLIOGRÁFICAS

Ancukiewicz M, Russell TA, Otoole J, Specht M, Singer M, Kclada A, et al. Standardized method for quantification of developing lymphedema in patients treated for breast cancer. Int J Radiat Oncol Biol Phys. 2011;79:1436-43.

Baima J, Reynolds SG, Edmiston K, Larkin A, Ward BM, O'Connor A. Teaching of Independent Exercises for Prehabilitation in Breast Cancer. J Cancer Educ. 2017 Jun;32(2):252-6.

Bjelic-Radisic V, Cardoso F, Cameron D, Brain E, Kuljanic K, da Costa RA, et al. An international update of the EORTC questionnaire for assessing quality of life in breast cancer patients: EORTC QLQ-BR45. Ann Oncol. 2020 Feb;31(2):283-8.

Burrell SA, Sasso GE, MacKenzie Greenle M. Advances in Treatment and Health-Related Quality of Life: A Cohort Study of Older Adult Survivors of Breast Cancer. Oncol Nurs Forum. 2023 Aug 17;50(5):577-88.

Frasson A, Novita G, Milen E, Zerwes F, Pimentel F, Brenelli F, et al. Doenças da Mama: guia de bolso baseado em evidências. 3. ed. Rio de Janeiro: Atheneu. 2022.

Fresno-Alba S, Leyton-Román M, Mesquita da Silva S, Jiménez-Castuera R. Predicting Quality of Life in Women with Breast Cancer Who Engage in Physical Exercise: The Role of Psychological Variables. Healthcare (Basel). 2023 Jul 21;11(14):2088.

Lenzi L, Santos J, Raduan Neto J, Fernandes CH, Faloppa F. The Patient and Observer Scar Assessment Scale: Translation for portuguese language, cultural adaptation, and validation. Int Wound J. 2019 Dec;16(6):1513-20.

Lucena CEM, Mussi MCL. Mastologia do Diagnóstico ao Tratamento. Rio de Janeiro: Editora MedBook, 2023.

Santa Mina D, Brahmbhatt P, Lopez C, Baima J, Gillis C, Trachtenberg L, et al. The Case for Prehabilitation Prior to Breast Cancer Treatment. PM R. 2017 Sep;9(9S2):S305-S316.

Sbalchiero JC, Cordantonopoulos FR, Caiado Neto BR, Derchain S. Model of informed consent in plastic surgery with evaluation and attestation of the transferred information. Rev Bras Cir Plást. 2013 Oct-Dec;28(4).

Toohey K, Hunter M, McKinnon K, Casey T, Turner M, Taylor S, et al. A systematic review of multimodal prehabilitation in breast cancer. Breast Cancer Res Treat. 2023 Jan;197(1):1-37.

PÓS-OPERATÓRIO: CENTRO CIRÚRGICO, AMBIENTE HOSPITALAR E AMBULATORIAL

CAPÍTULO 2

DENTRO DO CENTRO CIRÚRGICO

Diante das evoluções nas técnicas cirúrgicas, a fisioterapia vem desempenhando um papel importante dentro do centro cirúrgico, assim que a cirurgia acaba.

O uso do *taping* nas cirurgias de mama parece ser um recurso seguro, que não está associado à dor ou à outras complicações quando utilizado no primeiro dia de pós-operatório (Seriano et al., 2022). A bandagem elástica reduz a pressão nos mecanorreceptores dos tecidos subjacentes por meio de seus efeitos de elevação, aumentando o espaço subjacente ao tecido e aumentando a circulação sanguínea. A aplicação da bandagem elástica terapêutica melhora a propriocepção ao estimular os mecanorreceptores cutâneos que, por sua vez, ativam as fibras de grande diâmetro, incluindo as fibras A-beta, e as entradas nociceptivas da ativação de fibras de pequeno diâmetro, como as fibras C e A-delta. A eficácia da estimulação mecânica das fibras A-beta de mecanorreceptores de baixo limiar, localizadas nos músculos, articulações, tendões e pele, em áreas dolorosas, foi bem descrita com o recrutamento destas fibras, ativando interneurônios inibitórios para bloquear os sinais de dor conduzidos pelas fibras A-delta e C (Fig. 2-1) (Yang et al., 2018).

A fotobiomodulação também pode ser utilizada no centro cirúrgico para estimular a cicatrização tecidual e reduzir a inflamação, edema e dor. A fotobiomodulação tem efeito inibitório na condução de impulsos em um nervo periférico, e suprime a produção de substâncias associadas à dor, como a histamina ou a bradicinina e a secreção de citocinas inflamatórias. Tem também um efeito antinociceptivo tônico na dor inflamatória, mesmo quando aplicada antes da lesão tecidual. Os níveis de interleucina 1β e fator de necrose tumoral-α também são significativamente menores.

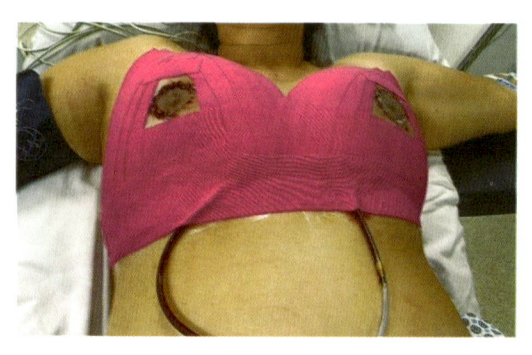

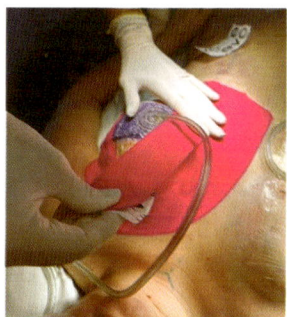

Fig. 2-1. *Taping* no centro cirúrgico.

A fotobiomodulação suprime o estresse oxidativo associado ao dano tecidual, uma vez que o estresse oxidativo seja conhecido por estar envolvido no processo de cicatrização de feridas teciduais (Mikami et al., 2020). Dessa maneira, a combinação dos comprimentos de onda do vermelho e do infravermelho no local está indicada (Fig. 2-2).

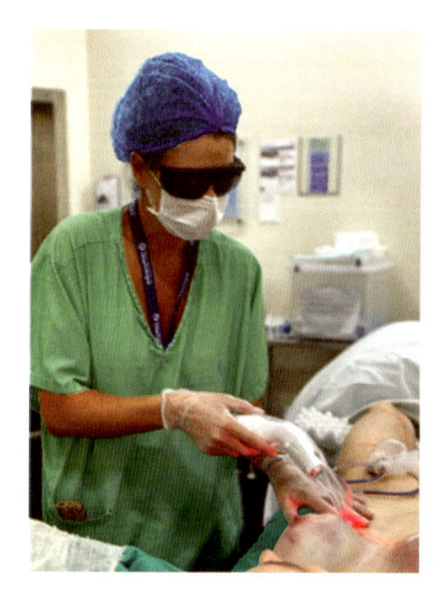

Fig. 2-2. Fotobiomodulação no centro cirúrgico.

PÓS-OPERATÓRIO

No pós-operatório imediato, a recuperação da limitação de movimento no ombro homolateral à cirurgia da mama é comumente o objetivo principal do fisioterapeuta, sendo que os movimentos de flexão, abdução e rotação externa são os mais afetados (Campanholi et al., 2006).

Os pacientes apresentam indicação para a fisioterapia por contratura da musculatura da região escapular, principalmente de trapézio e adutores, devido ao estresse da cirurgia e do tratamento complementar; pela posição de extrema amplitude do membro superior durante o ato cirúrgico; pelo potencial de desenvolvimento de retrações e lesões musculotendinosas e articulares no pós-operatório; pela alteração da imagem corporal; pelo medo da dor, deiscência e possibilidade de incapacidade do membro superior; pela necessidade de posicionar o membro superior com, no mínimo, 90 graus de flexão, abdução e rotação externa para a realização da radioterapia; para os retornos venoso e linfático, pela ação da contração muscular; pela alteração postural gerada pelo fator mecânico, principalmente em mulheres com as mamas grandes e pesadas, levando à rotação interna do ombro, com abdução da escápula e contratura da musculatura cervical; e devido à diminuição da elasticidade e mobilidade da musculatura que compõem o cavo axilar, provocando incapacidade funcional e limitação articular (Rezende et al., 2005; Min et al., 2021).

A mobilização do ombro, quando realizada precocemente, auxilia no restabelecimento da função do membro e desperta na mulher o sentimento de independência, além de estimular sua percepção em relação à importância da qualidade de vida no processo de tratamento do câncer de mama. O acompanhamento fisioterapêutico é decisivo na prevenção das complicações decorrentes da linfanedectomia para tratamento do câncer de mama (Nascimento et al., 2012). Pacientes que evitam usar os braços no pós-operatório relatam mais sintomas no ombro, tórax e cintura escapular do que aqueles que não evitam (Min et al., 2021).

As pacientes que realizam exercícios com amplitude de movimento livre a partir do primeiro dia de pós-operatório apresentam uma incidência de complicações (seroma, infecção, deiscência, necrose e hematoma) semelhantes àquelas que começam a realizar exercícios mais tardiamente (Teodózio et al., 2020). Portanto, a amplitude livre do membro superior imediatamente após a cirurgia não está associada ao aumento de complicações linfáticas e cicatriciais (Borg et al., 2023). Entretanto, as pacientes que iniciam os exercícios tardiamente têm mais dificuldade para recuperar a amplitude de movimento do ombro.

A fisioterapia deve ser iniciada no primeiro dia de pós-operatório e realizada com cuidado, enquanto a paciente está fazendo uso do dreno e/ou até retirada de pontos. O limite de movimento do membro superior deve ser sempre respeitado, mas não há nenhuma indicação em limitar em algum grau a amplitude de movimento durante a realização do exercício (Pinto e Silva et al., 2004).

Os procedimentos fisioterapêuticos que podem ser utilizados para o tratamento de alterações osteomioarticulares são: alongamentos musculares, mobilizações articulares, terapia manual, exercícios ativos, passivos e resistidos, reeducação postural, readaptações domiciliares e ocupacionais caso necessário.

Os protocolos de exercícios variam entre os serviços, mas apresentam os mesmos objetivos. Dentre as técnicas preconizadas destacam-se alongamento da musculatura cervical e membros superiores, mobilização de ombros e escápulas e exercícios ativos de membros superiores. As atividades podem ser realizadas individualmente e/ou em grupo.

Escolher corretamente os exercícios pode fazer a diferença no resultado terapêutico. Exercícios com protocolo direcionado para os movimentos de flexão, abdução e rotação externa do ombro são mais efetivos que apenas incentivar as pacientes a levantar o braço (Rezende et al., 2006; Bruce et al., 2021).

Os protocolos de reabilitação em estágio inicial usam exercícios ativos para o membro superior com a realização de contrações musculares para melhorar a circulação sanguínea e a linfática, inibir a exsudação local e promover a cicatrização de feridas. Os exercícios iniciais podem aliviar a dor do paciente, aumentar a amplitude de movimento da articulação do ombro, reduzir o edema e fluido subcutâneo (Huo et al., 2021).

O exercício de reabilitação trabalha totalmente os músculos da articulação do ombro da paciente para substituir gradualmente o papel do tecido axilar. Além disso, a tração repetida do tecido ao redor da ferida ajuda a evitar a adesão da cicatriz e ajusta o movimento da articulação do ombro (Huo et al., 2021). Atenção especial deve ser dada à cicatriz ainda com os fios de sutura. Durante as três primeiras

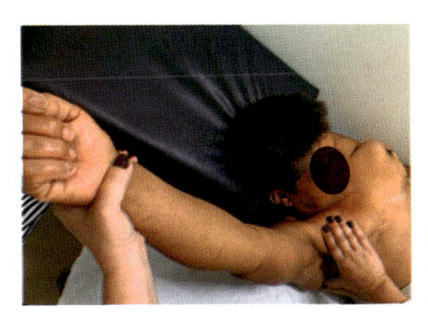

Fig. 2-3. Mão do fisioterapeuta como suporte para evitar a tração tecidual.

semanas de pós-operatório sugere-se a realização dos exercícios com a mão do fisioterapeuta sobre a pele, evitando a tração tecidual, conforme a Figura 2-3.

Todos os exercícios de reabilitação devem adotar os princípios de progresso gradual e ajuste de intensidade (do mais simples ao mais difícil), além de prestar atenção à simetria dos movimentos. O treinamento de reabilitação não necessariamente exige um local ou qualquer equipamento. Assim, as pacientes podem treinar durante a internação e dar continuidade após a alta hospitalar em serviços ambulatoriais para atender às suas necessidades de reabilitação pós-operatória (Huo et al., 2021).

Além dos exercícios ativos, que podem ser feitos com o uso de recursos mecanoterápicos, como bastões e bolas, devem ser incluídos exercícios de alongamento (Casla et al., 2014). Durante a realização dos alongamentos é importante estar atento quanto à extensão da articulação do cotovelo e não descuidar da queixa de dor da paciente (comumente relatada como uma sensação de que a musculatura "vai rasgar").

Do ponto de vista anatômico, as articulações do ombro são as mais flexíveis do corpo humano. Por esse motivo, os músculos circundantes e outras estruturas do tecido conjuntivo desempenham um papel essencial no posicionamento, na função e no desempenho adequados da articulação. Acredita-se que o comprimento, a rigidez e o funcionamento dos músculos peitorais, e principalmente dos músculos peitorais menores, estejam associados a diferentes restrições da articulação glenoumeral, por exemplo, cinemática escapular alterada, posicionamento e postura geral da cintura escapular, déficits de amplitude de movimento do ombro e instabilidade glenoumeral (Reiner et al.,

2023). As possíveis razões para déficits do ombro no pós-operatório de câncer de mama podem ser a redução do comprimento muscular ou o aumento da rigidez dos músculos peitorais e serrátil anterior, ou outras alterações nos tecidos moles.

O treinamento de alongamento estático em longo prazo é uma técnica bem conhecida, capaz de induzir mudanças na ADM de uma articulação. A tolerância à dor e/ou as alterações na rigidez de outras estruturas além dos músculos (por exemplo, ligamentos, tendões e cápsulas) são responsáveis pelas alterações na ADM e no torque ativo. As atividades da vida diária exigem movimentos amplos na articulação do ombro e podem beneficiar-se do aumento da flexibilidade e da força no músculo alongado (Reiner et al., 2023).

A realização de alongamento muscular é mais eficaz para correção de alterações da amplitude de movimento e na rigidez passiva do músculo (Fukaya et al., 2022), mas deve estar associado a exercícios ativos e realização das atividades de vida diária para que a fraqueza muscular seja evitada.

Dentro deste contexto, a mobilização passiva da articulação e os exercícios ativo-assistidos devem ser realizados apenas no caso de o paciente apresentar alguma disfunção em particular. De maneira geral, a articulação do ombro e a força muscular estão preservadas no pós-operatório imediato, podendo aparecer em função da não realização adequada da fisioterapia. O objetivo do fisioterapeuta é manter a integridade articular e a força muscular, enquanto recupera o comprimento e a rigidez muscular.

Na Figura 2-4 estão alguns exercícios que devem servir de base para a conduta fisioterapêutica nesta fase. Eles podem ser repetidos várias vezes ao dia, portanto, devem ser ensinados para serem realizados em domicílio. As pacientes no pós-operatório de câncer de mama devem receber manuais com orientações de exercícios domiciliares, mas essas orientações não substituem a necessidade da supervisão do fisioterapeuta.

A recuperação da mulher no pós-operatório de câncer de mama costuma ser relativamente rápida. Não é uma recuperação dolorosa, e a mulher deve ser sempre incentivada a realizar as suas atividades de vida diária normalmente. As atividades rotineiras não devem ser restringidas. Atividades extenuantes devem ser evitadas. As mulheres devem ser estimuladas a voltar às suas atividades normais assim

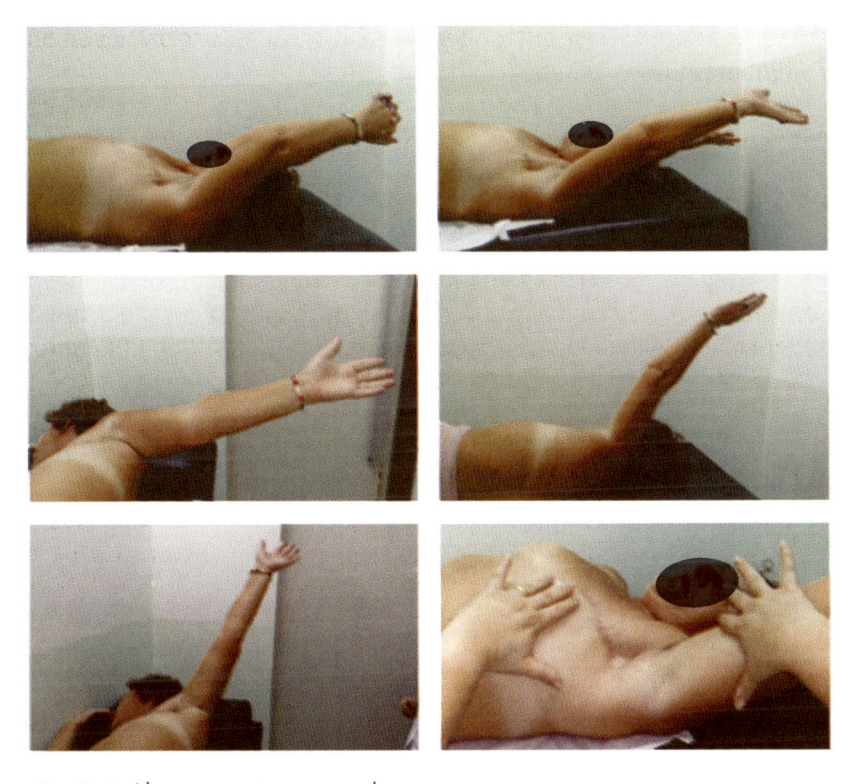

Fig. 2-4. Alongamentos musculares.

que possível, inclusive para as suas atividades físicas regulares – pelo menos 150 minutos moderadamente ou 75 minutos vigorosamente por semana, associado à realização de exercícios resistidos ao menos 2 vezes por semana (Runowicz et al., 2015). A realização dos exercícios no pós-operatório estimula a contração muscular, sendo mecanismo para um aumento das drenagens linfática e venosa. Os exercícios também favorecem a criação de novas anastomoses após a linfanedectomia (Oliveira et al., 2014).

Importante ressaltar que para a realização da radioterapia os pacientes precisam permanecer com o ombro posicionado, em cada uma das sessões, com no mínimo 90 graus de flexão, abdução e rotação externa. Qualquer incapacidade de reproduzir a posição do braço devido a problemas de mobilidade pode afetar a precisão da dose aplicada e, em última análise, o resultado do tratamento. Portanto, os exercícios para os membros superiores realizados no pós-operatório devem permanecer durante a radioterapia para melhorar o conforto do paciente e a precisão do tratamento (Bruce et al., 2022).

REFERÊNCIAS BIBLIOGRÁFICAS

Borg G, Dihge L, Johansson K. Risk factors for seroma formation after axillary lymph node dissection with special focus on the impact of early shoulder exercise. Acta Oncol. 2023;62(5):444-50.

Bruce J, Mazuquin B, Canaway A, Hossain A, Williamson E, Mistry P et al. Exercise versus usual care after non-reconstructive breast cancer surgery (UK PROSPER): multicentre randomised controlled trial and economic evaluation. BMJ. 2021;375:e066542.

Bruce L. Standardization of upper limb exercises to improve radiation therapy for breast cancer, a conceptual literature review. J Med Imaging Radiat Sci. 2022;53(4):720-7.

Campanholi, LL, Goes JA, Alves LBG, Nunes LCBG. Análise goniométrica no pré e pós-operatório de mastectomia com aplicação de protocolo fisioterapêutico. RUBS. 2006;2:14-23.

Casla S, Hojman P, Márques-Rodas I, López-Tarruella S, Jerez Y, Barakat R, Martín M. Running away from side effects: physical exercise as a complementary intervention for breast cancer patients. Clin Transl Oncol. 2015;17(3):180-96.

Fukaya T, Sato S, Yahata K, Yoshida R, Takeuchi K, Nakamura M. Effects of stretching intensity on range of motion and muscle stiffness: A narrative review. J Bodyw Mov Ther. 2022;32:68-76.

Huo H, Wang Q, Zhou S, Cui L. The application of personalized rehabilitation exercises in the postoperative rehabilitation of breast cancer patients. Ann Palliat Med. 2021;10(4):4486-92.

Mikami R, Mizutani K, Sasaki Y, Iwata T, Aoki A. Patient-reported outcomes of laser-assisted pain control following non-surgical and surgical periodontal therapy: A systematic review and meta-analysis. PLoS One. 2020 Sep 17;15(9):e0238659.

Min J, Kim JY, Yeon S, Ryu J, Min JJ, Park S, et al. Change in Shoulder Function in the Early Recovery Phase after Breast Cancer Surgery: A Prospective Observational Study. J Clin Med. 2021;10(15):3416.

Nascimento SL, Oliveira RR, Oliveira MMF, Amaral MTP. Complicações e Condutas Fisioterapêuticas após Cirurgia por Câncer de Mama: estudo retrospectivo. Fisioterapia Pesquisa. 2012;19(3):248- 53.

Oliveira MMF, Rezende LF, Amaral MTP, Pinto e Silva MP, Morais SS, Gurgel MSC. Physiother Theory Pract. 2014;30(6):384-9.

Pinto e Silva MP, Derchain SFM, Rezende L, Cabello C, Martinez EZ. Movimento do ombro após cirurgia por carcinoma invasor da mama: estudo randomizado prospectivo controlado de exercícios livres versus limitados a 90° no pós-operatório. Rev Bras Ginecol Obstet. 2004;26(2).

Reiner M, Gabriel A, Sommer D, Bernsteiner D, Tilp M, Konrad A. Effects of a High-Volume 7-Week Pectoralis Muscle Stretching Training on Muscle Function and Muscle Stiffness. Sports Med Open. 2023;9(1):40.

Rezende LF, Franco RL, de Rezende MF, Beletti PO, Morais SS, Gurgel MSC. Two Exercise Schemes in Postoperative Breast Cancer: Comparison of Effects on Shoulder Movement and Lymphatic Disturbance. Tumori Journal. 2006;92(1):55-61.

Rezende LF, Franco RL, Gurgel MSC. Fisioterapia no pós-operatório de câncer de mama: o que considerar. Rev Cien Med. 2005;14(3):295-302.

Runowicz CD, Leach CR, Henry NL, Henry KS, Mackey HT, Cowens-Alvarado RL, et al. American Cancer Society/American Society of Clinical Oncology Breast Cancer Survivorship Care Guideline. J Clin Oncol. 2016 Feb 20;34(6):611-35.

Seriano KN, Fabro EAN, Torres DM, Ximenes MA, Santos FCS, Soares NB, et al. Use of Compression Bandage in the Immediate Postoperative Period is Not Associated with Post-Mastectomy Acute Pain. Revista Brasileira de Cancerologia. 2022;68(4):e-092673.

Teodózio CGC, Marchito LO, Fabro EAN, Macedo FO, de Aguiar SS, Thuler LCS, et al. Shoulder amplitude movement does not influence postoperative wound complications after breast cancer surgery: a randomized clinical trial. Breast Cancer Res Treat. 2020;184(1):97-105.

Yang JM, Lee JH. Is Kinesio Taping to Generate Skin Convolutions Effective for Increasing Local Blood Circulation? Med Sci Monit. 2018 Jan 14;24:288-93.

COMPLICAÇÕES NO PÓS-OPERATÓRIO DE CÂNCER DE MAMA

O pós-operatório de câncer de mama pode trazer diversos tipos de complicações. A Figura 3-1 apresenta as principais complicações cirúrgicas do câncer de mama.

Neste capítulo será abordada a atuação do fisioterapeuta. As complicações referentes à reconstrução mamária serão abordadas no Capítulo 5.

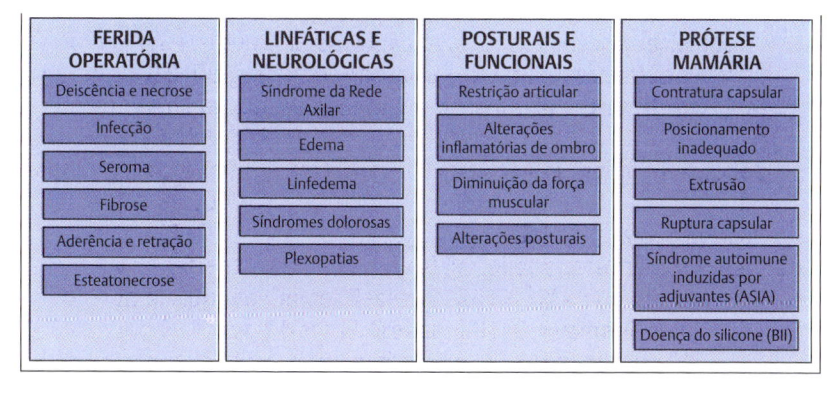

FERIDA OPERATÓRIA	LINFÁTICAS E NEUROLÓGICAS	POSTURAIS E FUNCIONAIS	PRÓTESE MAMÁRIA
Deiscência e necrose	Síndrome da Rede Axilar	Restrição articular	Contratura capsular
Infecção	Edema	Alterações inflamatórias de ombro	Posicionamento inadequado
Seroma	Linfedema	Diminuição da força muscular	Extrusão
Fibrose	Síndromes dolorosas	Alterações posturais	Ruptura capsular
Aderência e retração	Plexopatias		Síndrome autoimune induzidas por adjuvantes (ASIA)
Esteatonecrose			Doença do silicone (BII)

Fig. 3-1. Principais complicações cirúrgicas do câncer de mama. (Adaptada do material cedido pela Profa Dra Anke Bergmann.)

SÍNDROME DA REDE AXILAR

A síndrome da rede axilar (SRA) é uma complicação frequente no pós-operatório imediato de câncer de mama. É caracterizada por cordões fibrosos palpáveis e visíveis na superfície da pele com origem na axila (Fig. 3-2), podendo estender-se pela região medial do braço, pela fossa cubital, pelo antebraço, pelo punho e pela base do polegar. Pode também ser encontrada na parede lateral do tórax, mama e parede

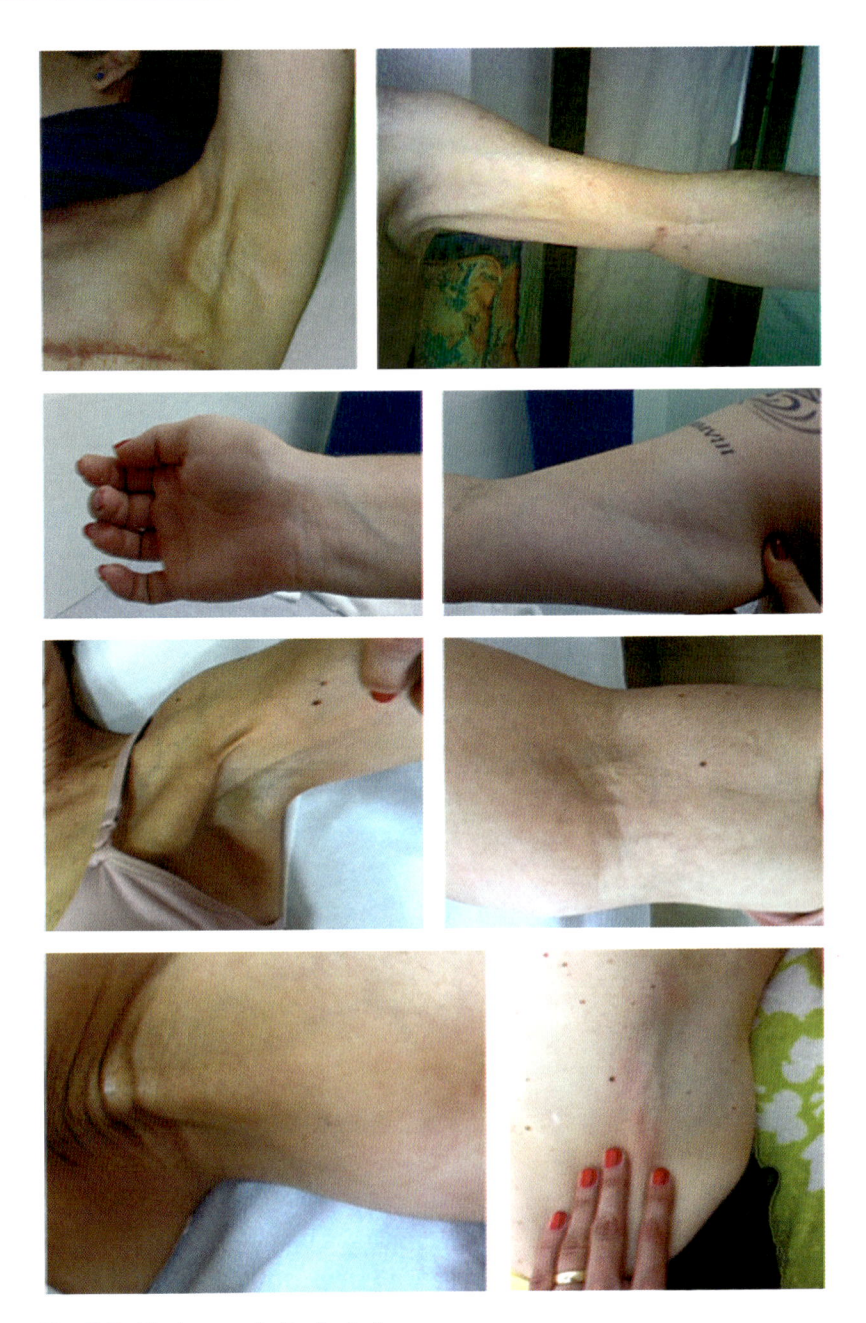

Fig. 3-2. Síndrome da Rede Axilar.

abdominal (Yeung et al., 2015; Koehler et al., 2015). A recorrência não é comum, mas a incidência tardia de SRA foi de 16,2% aos 3 meses, 23,4% aos 6 meses, 29,2% aos 12 meses, 50% aos 18 meses e 36,2% aos 24 meses de pós-operatório em um estudo prospectivo (Harris et al., 2018; Koehler et al., 2015).

Esse cordão pode parecer uma corda, uma faixa, um tendão, uma linha, cordões de violão, corda de guitarra ou um fio de arame tenso abaixo da pele. Resulta tipicamente da linfadenectomia axilar e pode causar morbidades físicas e psicológicas (Yeung et al., 2015).

É mais incidente após a linfanedectomia (71% - 85%), mas também presente após a realização da técnica da biópsia do linfonodo sentinela (25% - 41%) – nesse caso, os cordões são geralmente menos severos, limitados à axila e à região medial do braço. Ocorre em 80% das pacientes que realizaram mastectomia e em 88,5% das pacientes que foram submetidas à cirurgia conservadora da mama (Yeung et al., 2015; Koehler et al., 2015).

Ocorre em cerca de 80% das pacientes até 3 meses de pós-operatório, sendo mais frequente que seu aparecimento seja na primeira semana após a cirurgia (Yeung et al., 2015). Cerca de 90% dos casos se desenvolvem no primeiro mês de pós-operatório (Koehler et al., 2015).

A resolução acontece geralmente de forma espontânea de 3 semanas a 3 meses após a cirurgia, mas há relatos de resolução com 4, 6, 8 e até 12 meses de pós-operatório (Yeung et al., 2015). A recorrência não é comum.

A SRA pode ser assintomática ou sintomática. Quando a paciente apresenta sintomas, comumente as queixas são (Yeung et al., 2015; Wariss et al., 2017; Cho et al., 2016; Huang et al., 2017):

- Dor.
- Restrição da amplitude de movimento do ombro (nos movimentos ativos e, principalmente, passivos, de flexão, abdução e rotação externa, podendo limitar a amplitude de movimento do cotovelo).
- Sensação de "puxão", em função da tensão provocada pelos cordões.
- Prejuízo para a funcionalidade do membro superior na realização das atividades de vida diária.

A resolução da síndrome da rede axilar é acompanhada do desaparecimento da dor, mas a sensação de "puxão" e a limitação da amplitude de movimento do ombro podem ser remanescentes, necessitando de reabilitação.

Essa dor remanescente pode ser em função da ativação de pontos-gatilhos dos músculos latíssimo do dorso infraespinhoso, peitoral maior e pronador redondo; ativação essa, secundária a uma reação de proteção muscular para evitar o alongamento doloroso ao movimento do braço. Como consequência, a SRA pode levar ao desenvolvimento de uma síndrome da dor miofascial, que chega a acometer 60% dessas pacientes (Yeung et al., 2015).

São fatores de risco para o desenvolvimento da SRA (Yeung et al., 2015; Koehler et al., 2015).:

- Extensão da cirurgia: quanto maior a agressão cirúrgica, maior a chance de desenvolvimento da SRA que é, portanto, mais frequente em mulheres submetidas à mastectomia e à linfanedectomia axilar. A cada linfonodo retirado aumenta em 12% a chance de ocorrência da SRA.
- IMC: quanto menor o índice de massa corpórea, maior o risco de desenvolvimento da SRA. A explicação para essa associação seria a incapacidade dos cordões de aderir no tecido fibroso ou, por não serem tão visíveis, acabam sendo subdiagnosticados. A cada 1 kg/m^2 de ganho no IMC, há uma diminuição de 0,86 na chance de desenvolver a SRA.
- Idade: quanto mais jovem a paciente, maior o risco. Pacientes jovens tendem a ter mais linfonodos dissecados na cirurgia em função da extensão da doença.

Importante ressaltar que a SRA não é fator de risco para o desenvolvimento de linfedema (Wariss et al., 2017).

A fisiopatologia da SRA está diretamente ligada à descontinuação dos vasos linfáticos na axila através de 3 mecanismos (Wariss et al., 2017):

- Prejuízo linfovenoso pela retração do tecido e/ou pela posição da paciente durante a linfadenectomia, pelo prejuízo aos vasos linfáticos e venosos, provocando estase linfática e hipercoagulação.
- O trauma cirúrgico libera os fatores inflamatórios tissulares que podem causar hipercoagulação ao redor do tecido.
- Estase dos canais linfovenosos pela obstrução induzida devido à remoção dos vasos linfáticos axilares responsáveis pela drenagem linfática do braço.

Estudos mais recentes têm apontado que SRA possa ter origem linfática e comporta-se como uma trombose linfática, sem relação com trombose venosa ou problemas fasciais, como a doença de Mondor (Cho et al., 2016; Yeung et al., 2015). Essa origem linfática (e não linfovenosa, como se acreditou por algum tempo) pode ser confirmada por exame de imuno-histoquímica, aonde os marcadores específicos para os vasos linfáticos D2-40 e LYVE 1 são positivos, e os marcadores específicos para os vasos sanguíneos CD 31 e CD 34 são negativos, excluindo assim uma patologia de origem venosa (Yeung et al., 2015).

O fluido linfático coagula mais lentamente que o sangue, devido aos menores níveis de fibrina e plasma. Especula-se que a SRA possa estar associada à aceleração da coagulação do fluido linfático devido à presença de tromboquinase ou tromboplastina associada ao trauma cirúrgico.

Quando um vaso linfático é lesionado, ocorre contração de sua parede, reduzindo, assim, o fluxo de linfa para o seu interior. Os tecidos lesionados liberam diversas substâncias, entre elas a tromboplastina (fator tissular), que adere à parede vascular lesionada, iniciando o processo de coagulação. A linfa coagula-se como o sangue: fibrinogênio torna-se fibrina e forma um coágulo incolor. Essa hipercoagulação pode resultar em uma trombose linfática superficial, a SRA.

Essa agressão aos vasos linfáticos gera linfangiogênese. Esses novos vasos linfáticos aderem ao tecido ao redor quando há o restabelecimento do fluxo linfático com reconexão aos vasos linfáticos já existentes. A resolução espontânea pode estar relacionada com o sucesso desse restabelecimento do fluxo linfático e gradual reabsorção dos vasos linfáticos excedentes. Um tempo de resolução espontânea mais demorado estaria ligado ao insucesso total ou parcial desse restabelecimento do fluxo.

Após a identificação da SRA o fisioterapeuta deve sempre avaliar a localização e o número de cordões, a sua profundidade (superficial, média ou profunda), o seu comprimento (com fita métrica) e sua espessura (com paquímetro). A espessura do cordão também pode ser graduada em +, sendo + fina, ++ média e +++ grossa.

Os cordões e a dor apresentados pela paciente com SRA devem ser graduados pelo fisioterapeuta:

- 0 = sem presença do cordão.
- 1 = presença do cordão, mas com paciente assintomática.
- 2 = presença do cordão com paciente sintomática.

Quando a paciente está sintomática, o fisioterapeuta deve sempre avaliar a intensidade da dor (através da escala análogovisual), perda da amplitude de movimento do ombro (através da goniometria) e piora dos sintomas durante um alongamento passivo leve do membro superior e realização das atividades de vida diária (leve; leve a moderado; moderado; moderado a severo; severo).

O fisioterapeuta deve conscientizar a paciente sobre esta fase de reabilitação, pois a dor e a limitação do movimento tendem a aumentar se a paciente não seguir as orientações corretamente. A fisioterapia atua diretamente no tratamento da SRA, com manobras e terapias manuais, visando à recuperação e à manutenção da mobilidade dos membros superiores.

A fisioterapia geralmente consiste em (Cho et al., 2016; Yeung et al., 2015):

- Orientação da paciente.
- Realização de alongamentos passivos do membro superior, a favor da gravidade, nos movimentos de flexão, abdução e rotação externa do ombro, com cotovelo esticado.
- Terapia manual: mobilização tecidual com o objetivo de tracionar o cordão.
- Fotobiomodulação para modulação da dor.

A utilização da terapia manual em combinação com exercícios terapêuticos acelera a recuperação da SRA. Entretanto não é recomendada a realização da terapia manual sobre a área irradiada (durante e duas semanas após a radioterapia). As técnicas que combinam a fixação manual do cordão com alongamento simultâneo resultam em melhora da ADM de 20° a 40° (Yeung et al., 2015).

As técnicas de liberação miofascial também podem ser referidas como estiramento do cordão, mobilização do cordão e tração cutânea passiva do cordão. O rompimento do cordão após alongamento passivo pode ser percebido por um som audível, o que proporciona alívio imediato dos sintomas e melhora na mobilidade que foi mantida sem quaisquer efeitos secundários relatados (Yeung et al., 2015).

Acredita-se que o estalido audível durante a "quebra" do cordão esteja associado a uma liberação de aderências sob tensão ou devido à "quebra" de tecido conjuntivo fraco em linfáticos recém-formados. Após essa "quebra" do cordão, entretanto, pode ocorrer a sensação de queimação, seguido de dor dentro de 24 a 48 h (Lattanzi et al., 2012).

Para minimizar essa sensação de queimação e dor é sugerido que a paciente utilize fotobiomodulação no comprimento de onda do infravermelho no local.

- *Taping* (Figs. 3-3 e 3-4): a bandagem elástica promove diminuição da dor, ruptura dos tecidos fibrosos que se formaram ao redor dos vasos linfáticos após a linfadenectomia e a diminuição da espessura dos vasos linfáticos (Ibrahim *et al.*, 2018)

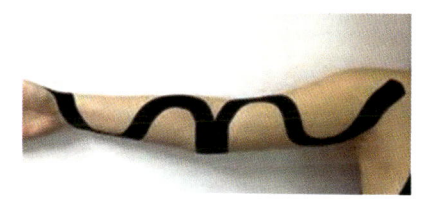

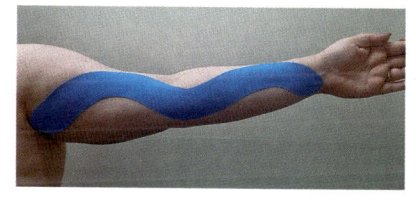

Fig. 3-3. *Taping* para SRA, com objetivo de tracionar os cordões.

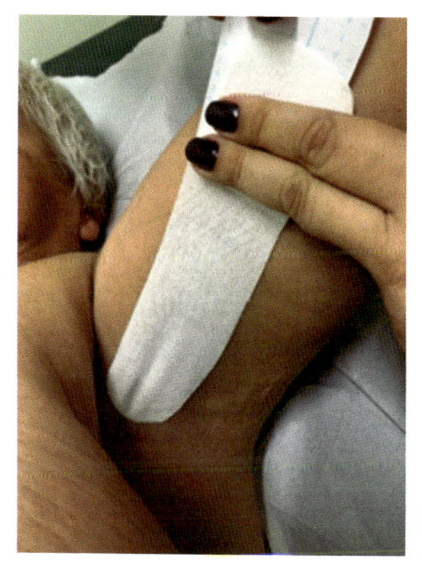

Fig. 3-4. *Taping* sobre os cordões para alívio dos sintomas.

- *Drenagem linfática manual*: pode ser utilizada a fim de reduzir os sintomas de desconforto e inflexibilidade inerentes à inflamação vascular dos vasos linfáticos, facilitando a reabsorção da sobrecarga linfática em pacientes com possível edema subclínico (Torres Lacomba et al., 2010).

ADERÊNCIA TECIDUAL

O sistema linfático permanece com crônico e latente prejuízo depois da abordagem axilar, mesmo sem evidência de linfedema. Esse prejuízo é regulado pela fibrose ao redor da cicatriz (Fig. 3-5). A fibrose, fenômeno natural do processo cicatricial pós-procedimento cirúrgico, é a chave reguladora da função linfática em curto e longo prazos (Lynch et al., 2015).

Durante o processo de linfangiogênese no pós-operatório da cirurgia axilar, os novos vasos linfáticos se desviam do defeito cirúrgico. O fluido intersticial está perto, mas não cruzando o local da obstrução cirúrgica. É sugestivo que a ferida cirúrgica, no processo natural de cicatrização, sirva como inibidora endógena da regeneração linfática e do fluxo intersticial (Mendez et al., 2012).

Uma extensa cicatriz pode limitar a extensão da regeneração linfática e o redirecionamento da nova formação de colaterais, assim como a habilidade do remodelamento da matriz extracelular, de modo a aumentar a drenagem intersticial e acumular fluido tecidual. Uma cicatriz menor leva a uma menor resistência ao fluxo intersticial e a um aumento na regeneração linfática (Mendes et al., 2012).

A piora da deficiência linfática pela fibrose ao longo do tempo, exacerbada pela realização da radioterapia, diminui a capacidade do sistema linfático de prevenir a formação do edema, possivelmente pela redução da função de bomba de propulsão linfática, provocando

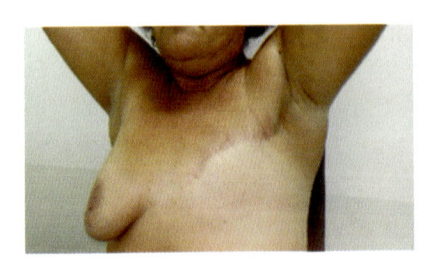

Fig. 3-5. Aderência cicatricial.

um aumento da resistência intersticial ao fluxo linfático. Existe, assim, uma clara relação entre a fibrose na cicatriz e a piora do linfedema, demonstrado por um maior prejuízo da drenagem linfática e supressão da linfangiogênese (Lynch et al., 2015).

A fibrose é um tecido diferente da matriz normal. É um espesso feixe de colágeno reduzindo a normalidade da matriz extracelular. Como os vasos linfáticos estão ancorados na matriz e dependem da sua normalidade para ser funcional, a diminuição da fibrose tecidual tem impacto direto na função linfática. O processo de fibrose tecidual inibe a regeneração linfática, gerando uma deficiência linfática crônica e latente (manifestada pelo período inflamatório do processo de cicatrização). Com a diminuição do fluxo linfático, há uma insuficiente linfangiogênese na região da cicatriz (Lynch et al., 2015).

Uma complicação comum após a mastectomia são as cicatrizes espessas no local da cirurgia que prejudicam a função do ombro (Leung et al., 2023). Dessa forma é clara a necessidade do fisioterapeuta abordar a cicatriz cirúrgica no pós-operatório de câncer de mama. O ideal seria que essa formação fibrótica fosse, ao máximo, minimizada com a realização da fisioterapia logo após a cirurgia.

O Quadro 3-1 apresenta o questionário *Myofascial Adhesions in Patients after Breast Cancer* (MAP-BC *evaluation tool*, ainda não validado em português) que tem como objetivo determinar as localizações anatômicas das aderências miofasciais e como elas devem ser avaliadas (De Groef *et al.*, 2017).

No pós-operatório de câncer de mama, o objetivo do fisioterapeuta é lidar com os prejuízos da função de membro superior. Disfunções miofasciais contribuem para a ocorrência de dor, limitação da amplitude de movimento, fraqueza muscular, linfedema, alterações posturais e articulares (Groef et al., 2017).

Com adequadas técnica miofasciais, exercícios pós-operatórios e mobilização tecidual, é possível que o deslizamento normal entre a fáscia muscular e o músculo seja imediatamente reabilitado, assim como a normalização do alongamento e da contração muscular, minimizando os prejuízos funcionais do membro superior (Groef et al., 2017).

Importante ressaltar que o fisioterapeuta precisa ter cuidado com a ferida cirúrgica ainda em processo de cicatrização. Massagem cicatricial e tração da pele no pós-operatório imediato – até 3 semanas são contraindicadas. O fisioterapeuta deve, inclusive, realizar os exercícios

Quadro 3-1. Myofascial Adhesions in Patients after Breast Cancer (MAP-BC) (Adaptado de De Groef et al., 2017)

1. Instrução aos autores

Paciente na posição supina, cabeça apoiada em um travesseiro e com os braços próximos ao corpo, sempre que possível. Fisioterapeuta em pé do lado homolateral à cirurgia. Cada local indicado neste instrumento deve ser palpado para identificação da aderência tecidual nos três níveis de estruturas miofasciais. O grau de aderência será classificado em três níveis. Uma pontuação total final será apresentada, isto é, o resumo das classificações obtidas em cada nível.

Nível	Instruções para palpação	
Pele	Sem nenhuma pressão vertical, a pele deve ser movimentada em todas as direções - em relação às estruturas anatômicas do nível superficial miofascial.	
Superficial	Pele e tecido subcutâneo do nível superficial devem ser movimentados em todas as direções - em relação às estruturas anatômicas do nível profundo miofascial.	
Profunda	Todos os tecidos devem se movimentar em todas as direções até o limite da estrutura óssea.	
Nível superficial [	Estruturas superficiais + fáscia	→ Pele
Nível profundo [	Músculo	→ Fáscia profunda
	Osso	

2. Sistema de pontuação

Pontuação	Grau de limitação do deslizamento tecidual
0	Nenhuma restrição ao deslizamento tecidual
1	Restrição limitada que foi imediatamente liberada
2	Restrição importante do deslizamento tecidual
3	Deslizar o tecidual é praticamente impossível

1. Cicatriz axilar (90° abdução)	2A. Cicatriz na mama (cirurgia conservadora)	2B. Cicatriz na mama (mastectomia)

Quadro 3-1. *(Cont.)* Myofascial Adhesions in Patients after Breast Cancer (MAP-BC) (Adaptado de De Groef et al., 2017)

Pontuação	Pontuação	Pontuação
Pele: 0-1-2-3 Superficial: 0-1-2-3 Profundo: 0-1-2-3	Pele: 0-1-2-3 Superficial: 0-1-2-3 Profundo: 0-1-2-3	Pele: 0-1-2-3 Superficial: 0-1-2-3 Profundo: 0-1-2-3
3. Região dos músculos peitorais 90° abdução	4. Parede anterior do tórax	5. Parede lateral do tórax

Pontuação	Pontuação	Pontuação
Pele: 0-1-2-3 Superficial: 0-1-2-3 Profundo: 0-1-2-3	Pele: 0-1-2-3 Superficial: 0-1-2-3 Profundo: 0-1-2-3	Pele: 0-1-2-3 Superficial: 0-1-2-3 Profundo: 0-1-2-3
6. Axila 90° abdução	7. Linha inframamária	

Pontuação	Pontuação
Pele: 0-1-2-3 Superficial: 0-1-2-3 Profundo: 0-1-2-3	Pele: 0-1-2-3 Superficial: 0-1-2-3 Profundo: 0-1-2-3

no pós-operatório de câncer de mama com a mão apoiada no tronco da paciente, evitando assim a tração tecidual.

A fisioterapia consiste em:

- Orientação da paciente.
- Terapia manual (Fig. 3-6): estimulação mecânica aplicada à cicatriz da cirurgia melhora a aparência da cicatriz, a função do ombro e o bem-estar funcional da paciente (Leung et al., 2023).
- *Taping* (Fig. 3-7): o uso de bandagem elástica aplicada diretamente sobre uma ferida ou cicatriz, para fins de tratamento de cicatrizes, pode reduzir a tensão da pele em seres humanos. Fitas com diferentes níveis de estiramento podem ser um tratamento eficaz para cicatrizes em longo prazo, aplicadas sobre ou ao redor de uma cicatriz para reduzir a tensão da pele. A espessura da cicatriz, a maleabilidade/maciez e a mudança de cor são melhores observadas, quando a

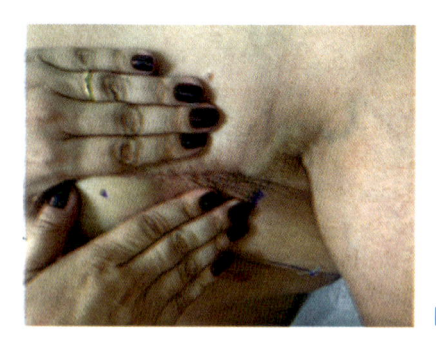

Fig. 3-6. Mobilização cicatricial.

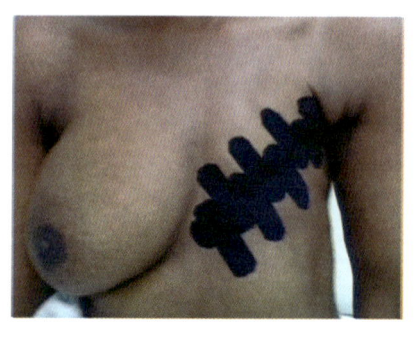

Fig. 3-7. Uso do *taping*.

bandagem é utilizada em cicatrizes maduras. Como consequência, há redução da dor e melhora da amplitude de movimento. As bandagens podem fornecer um método de aplicação de pressão para reduzir o fluxo sanguíneo, acelerar a transição de fibroblastos, melhorar a hidratação da cicatriz e diminuir a deposição de colágeno (O'Reilly et al., 2021).
- Terapia miofascial: o fisioterapeuta deve trabalhar as técnicas miofasciais em áreas (Groef et al., 2017):
  - Com pontos-gatilhos ativos na região da cintura escapular.
  - Aderências miofasciais nas regiões dos músculos peitorias, nas regiões axilar e cervical, nas regiões diafragmática e da cicatriz.

LESÕES NERVOSAS MOTORAS

O nervo torácico longo ou nervo de Bell é responsável pela inervação do músculo serrátil anterior (Safran, 2004). Quando o nervo é temporariamente traumatizado durante a abordagem axilar, resulta na fraqueza do músculo serrátil anterior, desestabilizando a escápula e o movimento de abdução do ombro do lado afetado.

A desestabilização da estrutura escapuloumeral pode trazer como consequências: alterações posturais, diminuição da amplitude de movimento no braço operado e quadros álgicos na articulação do ombro, como na região periescapular (Cerqueira et al., 2009). Já a lesão do nervo torácico longo pode levar à fraqueza ou à paralisia do músculo serrátil anterior, ocasionando a escápula alada. Essa disfunção provoca a desestabilização total da cintura escapular. O quadro clínico está focado na limitação do ombro na elevação do braço entre 80° e 120°, principalmente na flexão (Fig. 3-8).

A paciente pode queixar-se também de fraqueza no movimento de elevação a 90° e presença ou não de dor, porém a característica principal é a proeminência da borda medial da escápula e a rotação do ângulo inferior na linha média (Mastrella et al., 2009).

Nessa situação, o objetivo do fisioterapeuta deve ser:
- Estabilizar a escápula.
- Fortalecer a musculatura sinergista ao músculo serrátil anterior.

Na avaliação deve-se observar o complexo articular do ombro e sua musculatura, analisando a distância do ângulo superior da escápula

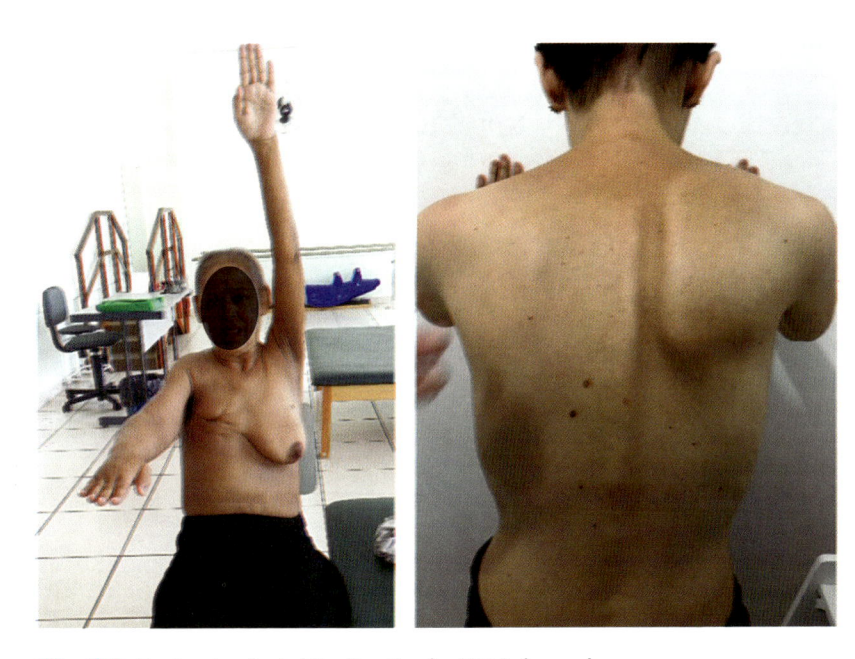

Fig. 3-8. Escápula alada/ limitação da ADM do ombro.

até a coluna, considerando uma diferença de 2 centímetros ou mais como uma alteração.

Ao exame físico deve-se observar o desvio da posição anatômica da escapular, realizar avaliação da força muscular.

A conduta fisioterapêutica pode ser baseada nos seguintes exercícios com o objetivo de realinhamento postural, estabilização escapular, melhora da ADM de ombro e melhora da força muscular:

1. *Exercícios em posição supina para estabilização da escápula:* exercícios isométricos, ativo-assistidos e ativos da cintura escapular, com ou sem estabilização da escápula (bandagem e/ou órtese).
2. *Mobilização articular escapulotorácica:* se houver pouca mobilidade, começar em decúbito ventral e progredir para decúbito lateral, com o paciente de frente para o fisioterapeuta. A escápula é movida na direção desejada, sendo erguida pelo ângulo inferior ou empurrando o acrômio.

Os ramos periféricos dos nervos peitoral lateral e peitoral medial são rotineiramente lesionados. Essa denervação provoca atrofia do músculo peitoral maior e depressão infraclavicular da parede torácica, o que dificulta a função normal do ombro (Gonçalves et al., 2009). Apesar da atrofia observada pela secção dos nervos peitorais, não se observa alteração funcional do membro superior.

POSTURA

As alterações posturais no pós-operatório de câncer de mama são complicações tardias (Bergmann et al., 2006) e normalmente tem relação com o tipo e lado da cirurgia (Barbosa, 2013; Melo et al., 2011).

A diferença de peso sobre a coluna vertebral, em consequência da ausência da glândula mamária, diferença de tamanho e peso das mamas após cirurgias conservadoras e mastectomias e o uso inadequado de próteses mamárias externas, associado a complicações do tratamento, alteram a biomecânica postural (Bergmann et al., 2006). A adoção de posturas antálgicas compensatórias, como contraturas na região cervical e cintura escapular, elevação de ombro e escápula e abdução homolateral à cirurgia, hipercifose torácica e rotação interna do ombro livre após as cirurgias, a fim de evitar dores e esconder a falta da mama, podem justificar essas alterações. Quando não tratadas essas alterações podem ser perpetuadas e podem causar deformidades irreversíveis (Ciesla e Polom, 2010).

Anteriorização da cabeça, protrusão de ombro, acentuação das curvas da coluna (lordose e cifose), elevação do ombro e escápula para o lado operado, rotação da pelve, inclinação da cabeça para o lado contralateral à cirurgia e inclinação anterior do tronco são alterações posturais frequentemente observadas nas mulheres em tratamento por câncer de mama (Fig. 3-9). Mamas de grande volume causam um aprofundamento no ângulo da cifose torácica e da lordose lombar (Koralewska et al., 2023).

O uso da prótese externa adequada ao tamanho e peso da mama contralateral (Fig. 3-10) deve sempre ser orientado pelo fisioterapeuta, quando não há indicação ou não foi possível a realização da reconstrução mamária imediata, como medida de prevenção de posturas compensatórias e quadros álgicos nas regiões cervical e lombar. Entretanto a presença de uma prótese mamária externa não afeta a postura corporal, provavelmente pelo fato de que o peso da mama feminina

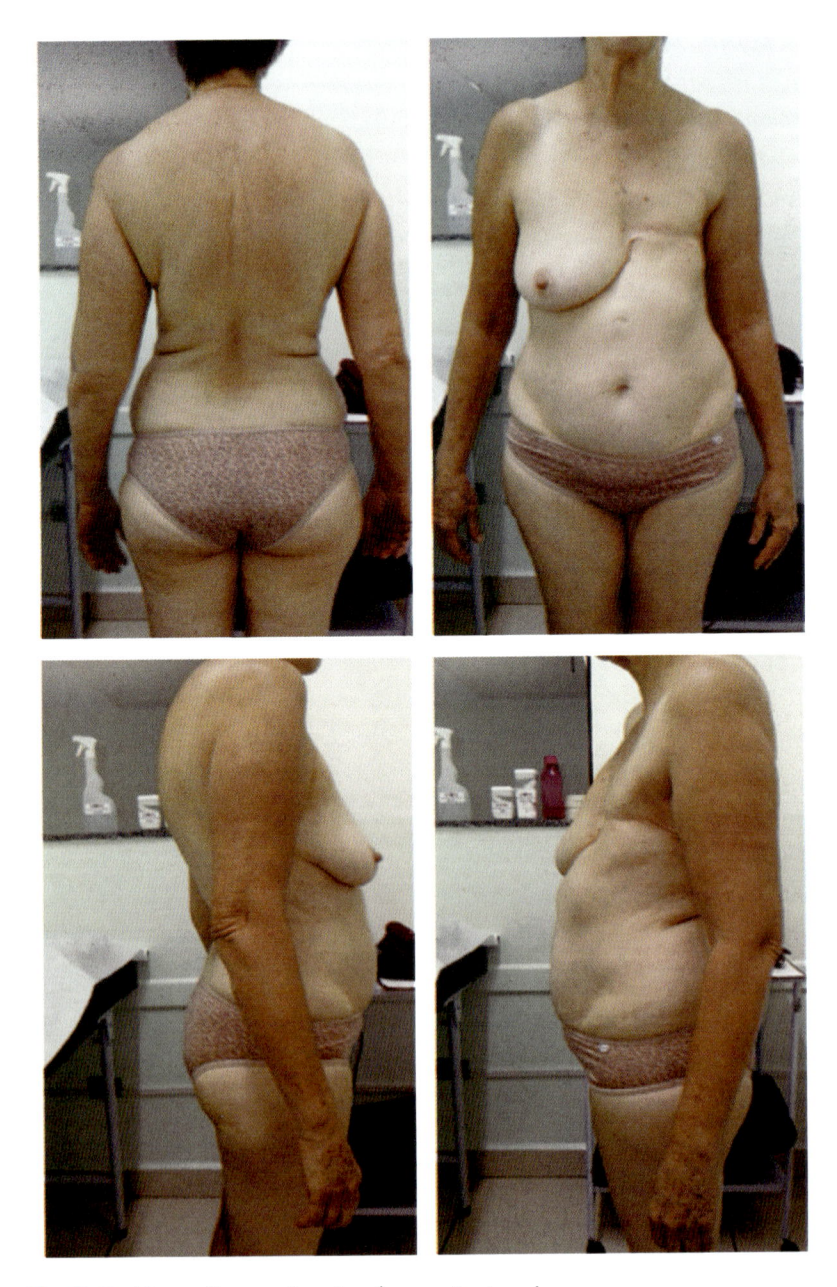

Fig. 3-9. Alterações posturais pós-mastectomia.

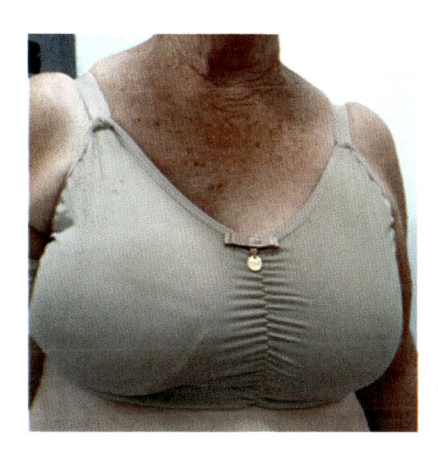

Fig. 3-10. Uso de prótese externa em paciente pós-mastectomia.

(apenas 4,4% da massa total do tecido adiposo) em relação ao peso total do corpo não seja tão biomecanicamente significativo como comumente se acredita (Koralewska et al., 2023; Hojan et al., 2016).

É possível observar que o ângulo de inclinação do tronco para frente é significativamente maior na avaliação da postura corporal de mulheres mastectomizadas que não fazem uso de prótese mamária externa. Considerando que esse é o distúrbio de postura corporal mais frequentemente indicado em mulheres mastectomizadas, há um claro impacto do adequado uso das próteses mamárias externas no ângulo de inclinação do tronco (Koralewska et al., 2023). O tratamento para as correções posturais deverá ser iniciado no pós-operatório, ou seja, após retirada dos pontos e drenos, salvo a presença de complicações cirúrgicas e recomendações médicas individuais.

IMAGEM CORPORAL

A preocupação com a imagem corporal afeta cerca de 31% a 67% das mulheres sobreviventes de câncer de mama (Runowicz et al., 2015). Fatores decorrentes das complicações cirúrgicas e sequelas resultantes dos tratamentos adjuvantes (quimioterapia, radioterapia, hormonioterapia), como perda de cabelos, linfedema, disfunção sexual, menopausa precoce, redução de libido, presença de cicatrizes e ganho de peso, estão relacionados à alteração na imagem corporal com implicações negativas na qualidade de vida em curto e longo prazos (Ciesla e Pomom, 2010). Mulheres mais jovens sobreviventes do câncer de mama relatam maior prejuízo na imagem corporal (Runowicz et al., 2015).

Ao passo que aquelas que realizaram mastectomia, reconstrução mamária após mastectomia e cirurgia conservadora respectivamente no primeiro ano de pós-operatório apresentam pior qualidade de vida associada à imagem corporal (Akkaya et al., 2011).

A imagem corporal em mulheres com câncer de mama é comumente avaliada por questionários semiestruturados com propriedades adequadas de validade e confiabilidade. Entre os instrumentos comumente utilizados com evidências psicométricas específicas e adequadas para mulheres com câncer de mama, tem sido recomendado – o *Body Image Scale* (BIS), *Body Image after Breast Cancer Questionnaire* (BIBCQ), *The Body Image and Relationship* (BIRS), *Sexual Adjustment and Body Image* (SABIS).

A representação gráfica da imagem corporal é apontada como uma possibilidade de avaliação no pós-operatório de câncer de mama, como a técnica descrita a seguir (Ciacco e Rezende, 2012):

- *Material:* folhas de papel simples com dimensão 1,60 x 0,60 metros de comprimento em malha de 10 cm, canetas *pilot wbm* – 7, folha de papel sulfite contendo figuras de modelo postural.
- *Procedimento:* as pacientes devem ser posicionadas em bipedestação diante de uma folha de papel simples, fixada na parede de forma que suas mãos toquem o papel, sendo orientada a realizar o teste com a seguinte instrução verbal: "imagine que esta folha de papel é um espelho e que você está se vendo nele. Eu vou tocar em alguns pontos do seu corpo e você vai marcar no papel onde está vendo cada ponto".

Durante todo o teste as pacientes permanecerão com os olhos fechados. As pacientes avaliadas marcarão com auxílio da caneta a seguinte sequência de pontos tocados pelo fisioterapeuta: ápice da cabeça, articulação acromioclavicular direita e esquerda, curva da cintura direita e esquerda, trocanteres femurais, mama acometida e mama sadia. Os seguintes pontos podem ser visualizados na Figura 3-11. Quando a paciente não entender a instrução ela será novamente repetida até que esteja clara.

Com os pontos marcados, o fisioterapeuta, com auxílio de uma caneta hidrográfica, traçará uma linha unindo os pontos de forma a fechar uma figura.

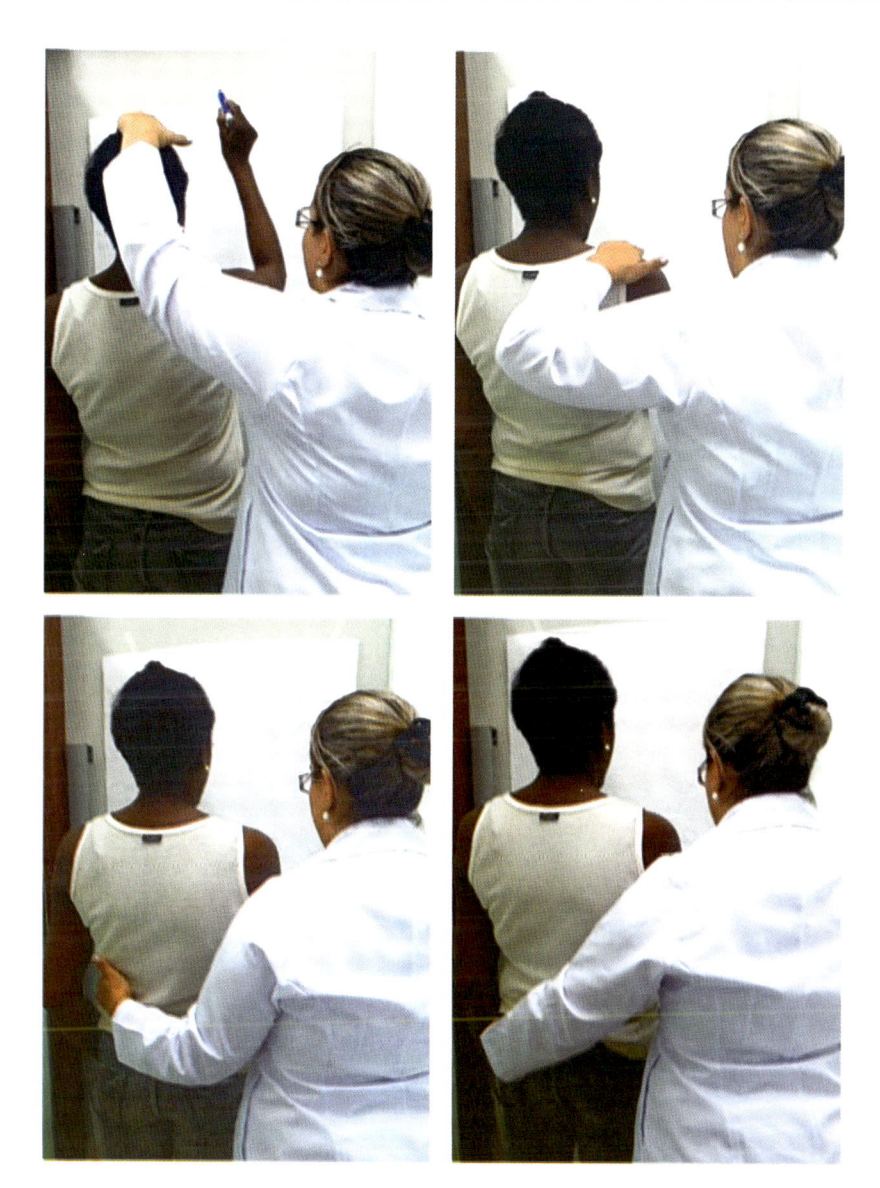

Fig. 3-11. Pontos tocados pelo fisioterapeuta.

As figuras obtidas com os desenhos das participantes serão comparadas ao modelo proposto por Askevold (Askevold, 1975), (Fig. 3-12), sendo este considerado o normal, e agrupadas para fim de análise em categorias por semelhança de forma e alteração (Mello e Marques, 1995).

Categorias que poderão ser identificadas da autoimagem das participantes (Mello e Marques, 1995):

Categorias:

A Figuras que se assemelham ao modelo de Askevold, como pode ser visto Figura 3-13.

B Figuras que se assemelham a quadriláteros: a Figura 3-14 corresponde à segunda categoria, figuras que se assemelham a quadriláteros. Nestes desenhos não se observa referência ao ponto tocado no ápice da cabeça, não havendo também diferenciação dos pontos dos ombros e cintura, nem dos trocanteres, e os pontos indicados pelo fisioterapeuta serão dispostos no papel em paralelo, formando figuras semelhantes a retângulos (Mello e Marques, 1995).

C Figuras que apresentam ausência de diferenciação de cinturas: a Figura 3-15 refere-se à terceira categoria, figuras que apresentam

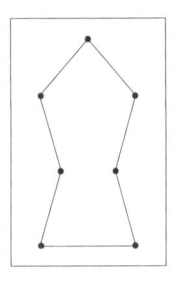

Fig. 3-12. Modelo proposto por *Askevold*. Fonte: Mello e Marques, 1995.

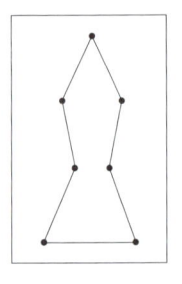

Fig. 3-13. Categoria A – semelhante ao modelo proposto por Askevold. (Fonte: Mello e Marques, 1995.)

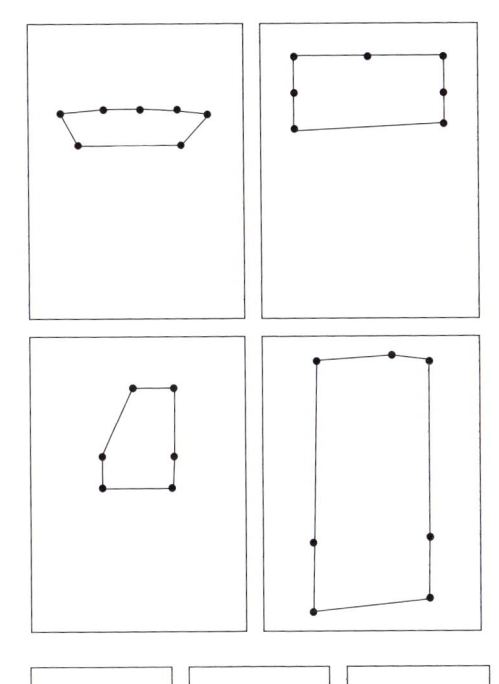

Fig. 3-14. Categoria B, figuras que se assemelham a quadriláteros. (Fonte: Mello e Marques, 1995.)

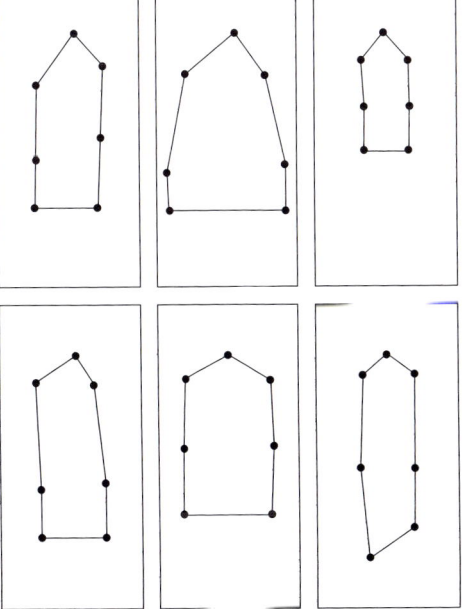

Fig. 3-15. Categoria C, figuras com ausência de diferenciação de cinturas. (Fonte: Mello e Marques, 1995.)

ausência de diferenciação de cinturas. Como se pode observar, diferentemente da categoria B, estas já identificam e projetam o ponto tocado do ápice da cabeça e ombros, porém o tronco apresenta-se retilíneo, com ausência de diferenciação da curva da cintura, havendo diferenças quanto à largura e tamanho da imagem projetada (Mello e Marques, 1995).

D Figuras que apresentam desnível e elevação dos ombros: as figuras com desnível e elevação dos ombros, categoria D, estão representadas na Figura 3-16, em que se nota o ápice da cabeça bem definido, porém com grande diferença na projeção de altura de linha da cintura (Mello e Marques, 1995).

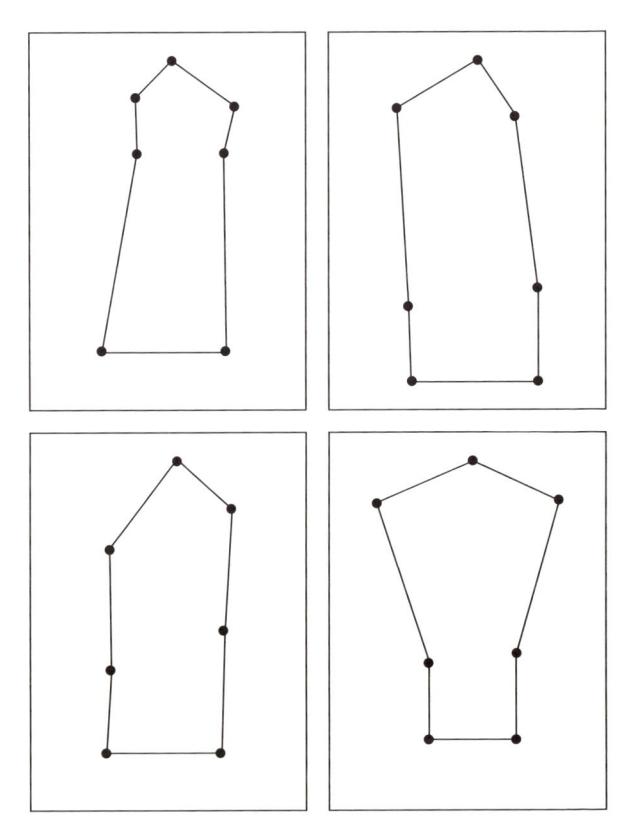

Fig. 3-16. Categoria D, figuras com desnível e elevação dos ombros. (Fonte: Mello e Marques, 1995.)

E Figuras que apresentam inclinação do tronco e pelve: As figuras com inclinação de tronco e pelve, categoria E (Figura 3-17), representam os pontos da cintura em níveis diferentes, sugerindo uma inclinação da pelve à direita e inclinação do tronco no desenho para a esquerda, por linhas laterais inclinadas.

Considerando o impacto resultante da conduta terapêutica na imagem corporal das mulheres com câncer de mama, pouca informação é dada sobre as possibilidades de intervenção fisioterapêutica na busca da (re)construção de uma imagem positiva do corpo (Santos e Vieira, 2011).

Entre as propostas atuais de tratamento em fisioterapia para as mulheres não satisfeitas com a imagem corporal estão as técnicas de correção postural e de esquema corporal.

O uso de dispositivos adaptativos e/ou cirurgia, quando indicados, tem sido recomendado para mulheres insatisfeitas com a imagem corporal após mastectomia e/ou cirurgia conservadora com o objetivo de melhorar a simetria e a aparência. Próteses mamárias externas e/ou sutiãs adaptáveis, reconstrução do mamilo, uso de lingeries especiais e tratamentos estéticos não invasivos são recursos recomendados para melhorar a autoestima (Santos e Vieira, 2011).

O uso de acessórios, como perucas, chapéus e lenços, é indicado para mulheres em tratamento quimioterápico que experimentam a perda de cabelos e/ou mudança na cor e textura (Runowicz et al., 2015).

Por último, o encaminhamento para atenção psicossocial é recomendado como estratégia de enfrentamento e na recuperação da imagem corporal e autoestima através de técnicas específicas, como terapia de grupo, terapia cognitivo-comportamental e terapia de casal (Santos e Vieira, 2011; Runowicz et al., 2015).

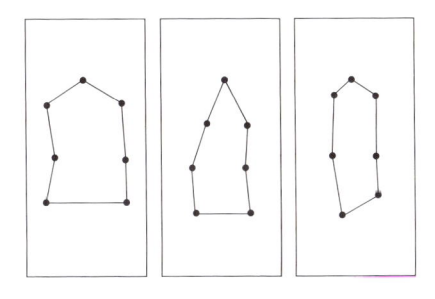

Fig. 3-17. Categoria E, figuras com inclinação de tronco e pelve. (Fonte: Mello e Marques, 1995.)

SEROMA

O seroma é o acúmulo de líquido debaixo da pele, que surge no local de uma cirurgia, próximo à cicatriz cirúrgica e é a complicação mais comum após o tratamento cirúrgico do câncer de mama (ocorrendo em até 96% das pacientes). Incidências de seroma que variam de 39,4% em pacientes no estágio inicial a 59,4% em qualquer estágio foram relatadas em estudos realizados com mulheres tratadas no Instituto Nacional do Câncer – Brasil. A ocorrência de seroma tem sido associada a diferentes fatores de risco sociodemográficos, clínicos e de procedimento cirúrgico (Fabro et al., 2022).

A drenagem no local da ferida parece ser a maneira mais eficaz de evitar o seroma, embora não se tenha chegado a um consenso sobre a duração ideal da drenagem. Entretanto, a persistência de dispositivos estranhos sob a pele pode predispor à infecção do local cirúrgico. A infecção do sítio cirúrgico é uma das possíveis complicações após a cirurgia de câncer de mama, causando morbidade significativa, custos adicionais e podendo atrasar o início da terapia adjuvante (Adrien et al., 2022).

O diagnóstico pode ser facilmente feito pela palpação ou ultrassonografia em fases tardias, quando o seroma encapsulado pode ser confundido com fibrose (di Martino et al., 2010).

O tratamento varia dependendo do tamanho do seroma:

- Seroma pequeno:
  - Reabsorvido naturalmente pela pele, em cerca de 10 a 21 dias.
  - Compressão local apresenta resultados satisfatórios.
- Seromas maiores: punção pelo médico.
- Seroma não tratado: o acúmulo de líquido que não é removido pode enrijecer e formar um seroma encapsulado (Fig. 3-18), prejudicando a estética da cicatriz. Também pode infeccionar, formando um abcesso que precisará ser tratado com antibióticos.

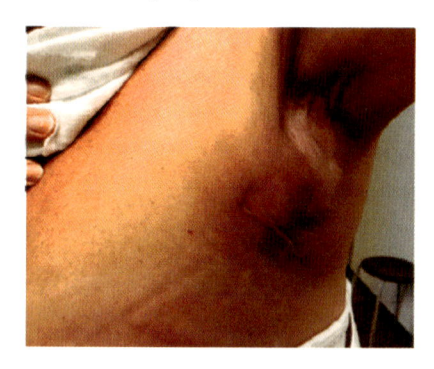

Fig. 3-18. Seroma encapsulado.

A compressão sobre o seroma parece ser uma medida eficaz para diminuir o espaço morto e facilitar a drenagem da linfa acumulada. Para isso, o fisioterapeuta deve aplicar uma bandagem elástica com estiramento máximo (100%) sobre a região do seroma (Fig. 3-19), mantendo as extremidades do *taping* (2-3 cm) não esticadas para proteção da pele. O número de tiras deve ser determinado de acordo com as características corporais de cada paciente (altura e largura do tronco) e o aspecto da região de flutuação. A bandagem não deve ser aplicada em nenhuma área de sutura enquanto os pacientes ainda tiverem os pontos cirúrgicos. O *taping* deve ser mantido por aproximadamente 5 dias (Fabro et al., 2022). A bandagem elástica também pode ser utilizada associada a espumas de alta densidade (Fig. 3-20).

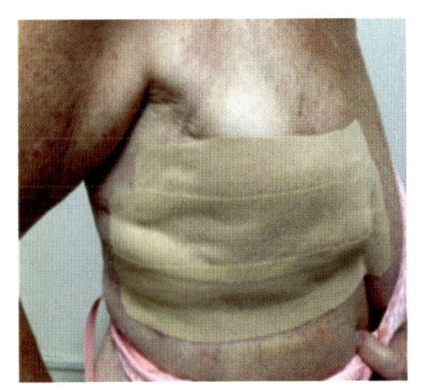

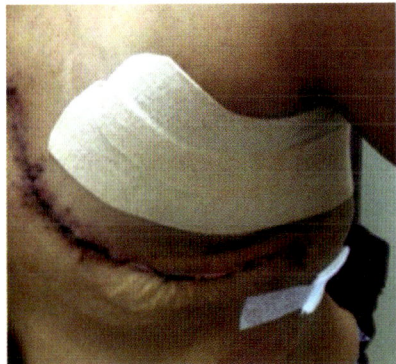

Fig. 3-19. Compressão para tratamento do seroma. (Fabro *et al.*, 2022.)

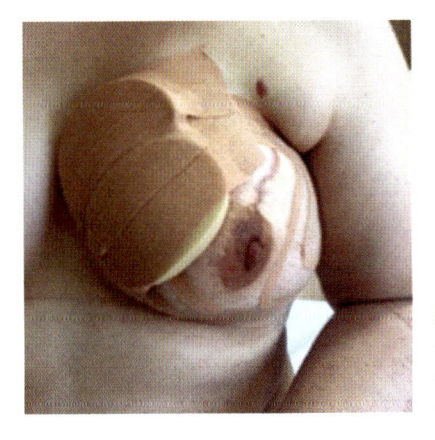

Fig. 3-20. Aplicação de espuma de alta densidade utilizada para compressão de seroma associada ao *taping*.

DEISCÊNCIA

A deiscência cicatricial (Fig. 3-21) é definida como a separação das margens de uma incisão cirúrgica fechada que foi feita na pele, com ou sem exposição ou protrusão de tecido subjacente, órgãos ou implantes. A separação pode ocorrer em regiões únicas ou múltiplas, ou envolver toda a extensão da incisão, podendo afetar algumas ou todas as camadas de tecido (Rezende e Lenzi, 2020).

O *taping* pode ser utilizado na prevenção da ocorrência da deiscência cicatricial e do desenvolvimento de cicatrizes anormais após procedimentos que envolvam incisões cirúrgicas. Bandagens com diferentes níveis de estiramento podem ser aplicadas sobre ou ao redor de uma cicatriz para reduzir a tensão da pele (O'Reilly et al., 2021).

O princípio do estiramento da pele para promover o fechamento da ferida é que, quando está em um estado de tensão, características de fluência mecânica e relaxamento da tensão estejam presentes. A fluência mecânica refere-se ao fenômeno de alongamento da pele devido ao endireitamento e ao rearranjo das fibras de colágeno dérmico quando são usadas técnicas de fechamento contínuo da ferida. O relaxamento da tensão ocorre quando a pele é esticada por uma distância definida, e a tensão necessária para manter a pele esticada até essa distância diminui com o tempo; ou seja, quando o dispositivo de esticamento da pele é liberado, a pele geralmente perde a retração. A

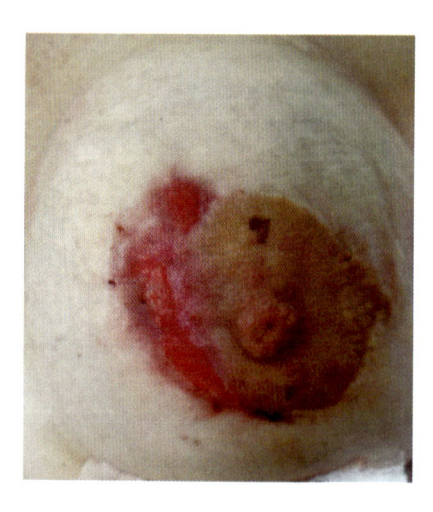

Fig. 3-21. Deiscência cicatricial.

pele é viscoelástica e inerentemente maleável; portanto, o estiramento em uma determinada faixa não só não prejudica a atividade da pele, como também pode aproximar as bordas e promover o fechamento da ferida (Fuming et al., 2023).

A bandagem elástica terapêutica é um excelente material viscoelástico. Antes de ser aplicada na pele pode ser esticada até 140% de seu comprimento original, o que sugere que o *taping* pode fornecer uma força de contração adequada para ajudar na cicatrização de feridas quando é aplicada na pele após o estiramento. Essa fita pode melhorar o fluxo sanguíneo e a circulação linfática. O efeito de suporte da bandagem elástica pode promover e aprimorar a função muscular, fazendo com que os músculos trabalhem com mais eficiência. A bandagem pode ser usada em locais de incisão no pós-operatório para esticar a pele e aproximar as bordas da ferida, reduzir a tensão muscular na região e melhorar a circulação sanguínea local no local da ferida para ajudar na cicatrização (Fuming et al., 2023). A Figura 3-22 apresenta um exemplo de colocação do *taping* em uma deiscência no pós-operatório de câncer de mama.

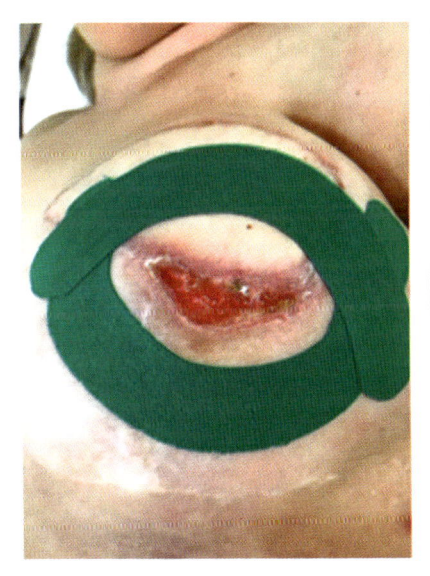

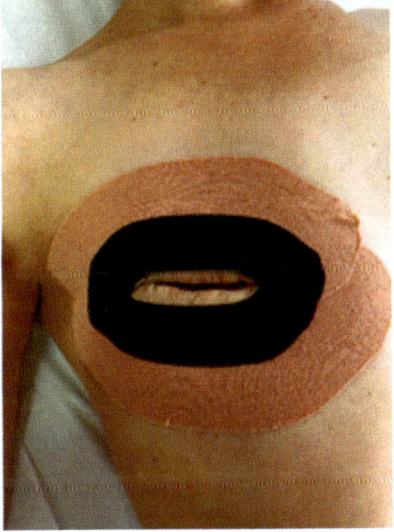

Fig. 3-22. *Taping* no pós-operatório de câncer de mama.

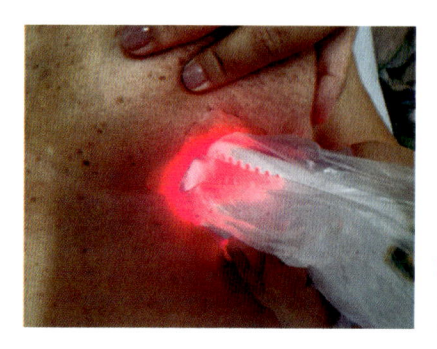

Fig. 3-23. Fotobiomodulação na deiscência no pós-operatório de câncer de mama.

Eventos adversos, como erupção cutânea com coceira, erupção cutânea superficial, dermatite, alergia às bandagem, podem ser encontrados.

O uso da fotobiomodulação para tratar lesões cutâneas de diferentes etiologias cresceu significativamente nas últimas décadas. Também conhecida como tratamento não térmico, é o uso de fontes de energia luminosa de baixa intensidade para a cicatrização simples de tecidos, a fim de reduzir a dor e a inflamação, acelerar os mecanismos de reparo celular e estimular a proliferação celular e o processo de regeneração. A fotobiomodulação oferece vários benefícios no reparo de tecidos: promove a vasodilatação e a angiogênese por meio das ações do óxido nítrico, melhora a circulação capilar e vascular, estimula a síntese de trifosfato de adenosina, uma fonte de energia vital para o metabolismo de todos os processos celulares, inclusive a cicatrização de feridas, estimula a atividade dos fibroblastos e a deposição de colágeno e melhora o reparo do tecido conjuntivo. Podem ser utilizados os comprimentos de onda infravermelho, vermelho e azul (Prado et al., 2023). (Fig. 3-23)

DOR

A dor é definida como uma experiência sensitiva e emocional desagradável associada a dano tecidual real ou potencial, podendo interferir no sono, reduzir a atividade de vida diária, o convívio social, o apetite entre outras funções, influenciando negativamente os conflitos interpessoais e a qualidade de vida. A dor é considerada um fenômeno multidimensional que inclui aspectos biológicos, cognitivos e socioculturais (Rezende e Lenzi, 2020).

A dor deve ser minuciosamente avaliada. A comunicação da experiência dolorosa pela paciente ao fisioterapeuta é fundamental para a compreensão do quadro álgico. Para avaliar a intensidade da dor e acompanhar o efeito das intervenções antálgicas existe a escala visual analógica (EVA), muito utilizada e com diferentes versões, pois pode ser apenas numérica, ou em escala de cores de frias a quentes, com faces que demonstrem aumento na graduação do sofrimento (Rezende e Lenzi, 2020).

O Questionário de Dor McGill (Fig. 3-24) é considerado o melhor instrumento e é o mais utilizado para caracterizar e discernir os componentes afetivo, sensitivo e avaliativo da dor, quando se pretende obter informações qualitativas e quantitativas a partir de descrições verbais (Pimenta e Teixeira, 1996).

É o instrumento mais utilizado para serem avaliadas outras características da dor, além da intensidade. Medir a intensidade da dor é apenas um aspecto do problema (Pimenta e Teixeira, 1996). É efetivo para identificar dores de origem neuropática, como a SDPM, através de identificação de palavras específicas para a intensidade, frequência e localização. Engloba 4 das 6 palavras fundamentais para o diagnóstico, sendo que os outros dois são facilmente colhidos pelo relato do paciente e pelo seu histórico médico (Waltho e Rockwell, 2016).

O grupo sensorial-discriminativo (subgrupos de 1 a 10) refere-se às propriedades mecânicas, térmicas, de vividez e espaciais da dor; o grupo afetivo-motivacional (subgrupos de 11 a 15) descreve a dimensão afetiva nos aspectos de tensão, medo e respostas neurovegetativas; os descritores do componente cognitivo-avaliativo (subgrupo 16) permitem, ao paciente, expressar a avaliação global da experiência dolorosa. Os subgrupos de 17 a 20 compreendem itens de miscelânea (Pimenta e Teixeira, 1996).

A partir do questionário de McGill, pode-se chegar às seguintes medidas: número de descritores escolhidos e índice de dor. O número de descritores escolhidos corresponde às palavras que a paciente escolheu para explicar a dor. O maior valor possível é 20, pois a paciente só pode escolher, no máximo, uma palavra por subgrupo. O índice de dor é obtido pela somatória dos valores de intensidade dos descritores escolhidos. O valor máximo possível é 78. Estes índices podem ser obtidos no total e para cada 1 dos 4 componentes do questionário: padrão sensitivo, afetivo, avaliativo e subgrupo de miscelânea. O

McGill Pain Questionnaire – Português

Nome ______ Data ______ Hora ______
Analgésico(s) ______ Dosagem ______ Hora da adm. ______
Analgésico(s) ______ Dosagem ______ Hora da adm. ______
Intervalo de administração dos analgésicos +4 +1 +2 +3
IAvD: S____ (1-10) Af____ (11-15) Av____ (16) M(S)____ (17-19) M(AfAv)____ (20) M(T)____ (17-20) PRI(T)____ (1-20)

1 Espasmódica, Tremor, Pulsável, Latejante, Martelante	11 Espasmódica, Exaustiva
2 Crescente, Repentina, Provocada	12 Enjoativa, Sufocante
3 Picada, Agulhada, Perfurante, Punhalada, Lacinante	13 Amedrontadora, Apavorante, Aterrorizante
4 Aguda, Cortante, Dilacerante	14 Castigante, Debilitante, Cruel, Perversa, Mortal
5 Beliscante, Pressionante, Pinçante, Cãibra, Esmagamento	15 Desgraçada, Enlouquecedora
6 Fisgada, Puxão, Distensão	16 Incômoda, Perturbadora, Desconforto, Intensa, Insuportável
7 Quente, Queimação, Escaldante, Queimadura	17 Difusa, Irritante, Penetrante, Que transpassa
8 Formigamento, Coceira, Ardência, Ferroada	18 Aperto, Dormente, Estirante, Esmagadora, Demolidora
9 Insensibilidade, Sensibilidade, Que machuca, Dolorida, Forte	19 Fresca, Fria, Congelante
10 Suave, Tensão, Esfoliante, Rompimento	20 Importunante, Nauseante, Angustiante, Desagradável, Torturante
	IAD: 0 Sem dor, 1 Leve, 2 Desconfortante, 3 Angustiante, 4 Horrível, 5 Excruciante

Intensidade Atual de Dor (IAD) ______
Comentários:

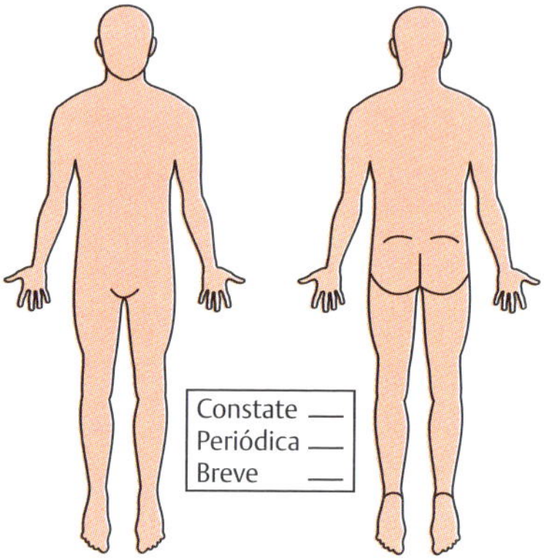

Constate ___
Periódica ___
Breve ___

Sintomas que acompanham:	Sono:	Ingestão de alimentos:
Náusea, Dor de cabeça, Tontura, Sonolência, Constipação, Diarreia	Bom, Descontínuo, Insônia	Boa, Alguma, Pouca, Nenhuma
Comentários:	Comentários:	Comentários:
	Atividades: Boa, Alguma, Pouca, Nenhuma	Comentários:

Fig. 3-24. Questionário de Dor McGill.

questionário de McGill contém ainda uma escala de intensidade (0 a 5), um diagrama corporal para representação do local da dor e a caracterização de aspectos, como periodicidade e duração da queixa álgica (Pimenta e Teixeira, 1996).

O fisioterapeuta deve estar atento à localização, frequência e características da dor. Exame físico com estesiômetro (para avaliação da sensibilidade) e goniômetro (para avaliação da amplitude de movimento do ombro) são necessários.

Considerando as disfunções frequentemente encontradas no pós-operatório de câncer de mama, a seguir estão apresentados três tipos de complicações que podem levar à dor.

Dor Miofascial

Em muitas pacientes com câncer de mama é possível observar a presença da síndrome da dor miofascial, que é uma forma comum de dor somática que surge nos músculos. Os pontos-gatilhos miofasciais são o principal componente dessa síndrome, definidos como pontos hiperirritáveis em uma faixa tensa palpável de um músculo esquelético que é doloroso por compressão, alongamento ou sobrecarga, e que dá origem a uma dor referida (Kalichman et al., 2019). A síndrome da dor miofascial é uma das condições de dor comuns e em mulheres com câncer de mama está relacionada a dores na coluna vertebral, dores de cabeça, dor na cintura escapular e dor pós-cirúrgica (Thottungal et al., 2019).

Existem várias formas de técnicas manuais para tratar os pontos-gatilhos miofasciais, incluindo compressão isquêmica, *spray* e alongamento, técnicas de tensão/contra-tensão, técnicas de energia muscular, liberação de pressão em pontos de gatilho, massagem de fricção transversal, mobilização ou manipulação de articulações, massagem de fricção transversal, mobilização ou manipulação de articulações e outras técnicas de mobilização de tecidos moles. A eficácia dessas técnicas se deve ao aumento da ingestão de oxigênio e nutrientes no tecido muscular (Charles et al., 2019).

Recursos de eletrotermofototerapia, como compressão quente ou fria, terapia por ondas de choque e fotobiomodulação, também podem ser usados para tratar os pontos-gatilhos miofasciais (Thottungal et al., 2019).

Os efeitos terapêuticos primários da terapia por ondas de choque referem-se aos pulsos benéficos diretos nos pontos-alvo, e os efeitos secundários referem-se aos efeitos biológicos, que podem induzir a reparação e regeneração dos tecidos (Luan et al., 2019). A terapia por ondas de choque, atuando por meio do mecanismo de estimulação eletromagnética, gera ondas com baixo nível de energia que melhoram a circulação sanguínea no local tratado. As ondas transferidas levam ao reparo do tecido por meio da criação de microtraumas e da liberação de fatores moleculares e de crescimento. Além disso, a terapia por ondas de choque estimula o receptor A delta, o que proporciona uma rápida condução do neuroestimulador e reprime a fibra C. A indução da fibra C retarda a condução do neuroestimulador. A indução da fibra C retarda a condução do neuroestimulador e, portanto, sua repressão bloqueia a transmissão nervosa. A terapia por ondas de choque pode diminuir a dor nos tecidos por meio da demolição seletiva das fibras não mielinizadas e é eficaz na diminuição da concentração da substância P, além de diminuir sua concentração nos gânglios da raiz dorsal. A terapia por ondas de choque também pode diminuir as concentrações de citocinas inflamatórias (interleucinas (IL) e da matriz de metaloproteinase (Eftekharsadat et al., 2020).

A fotobiomodulação no comprimento de onda do infravermelho é uma modalidade fisioterapêutica eficaz para reduzir a dor, modular o processo inflamatório e aumentar o limiar de tolerância à dor em pacientes com pontos-gatilhos (Alayat et al., 2022). A fotobiomodulação com *laser* de baixa intensidade demonstra a capacidade de auxiliar no tratamento sintomático da dor, promovendo um grau considerável de conforto aos pacientes logo após sua aplicação. Uma grande vantagem da fotobiomodulação é ser uma terapia não invasiva e de baixo custo, reduzindo a necessidade do uso de medicamentos para alívio da dor e regeneração dos tecidos, permitindo ao paciente retomar suas atividades com maior comodidade e melhor qualidade de vida (Sobral et al., 2021). A fotobiomodulação com *laser* de baixa intensidade no comprimento de onda infravermelho gera uma energia que em contato com os tecidos produz efeitos bioquímico, bioelétrico e bioenergético. Estes efeitos induzirão a outros efeitos denominados indiretos, como o aumento da microcirculação e o estímulo trófico na célula. Estas ações, quando desencadeadas, levarão ao aparecimento dos efeitos terapêuticos, destacando a modulação da dor local, além da redução de edema, estímulo à cicatrização de feridas difíceis; modulação do processo inflamatório em lesões articulares e de tecidos moles. O efeito analgésico desencadeado pela fotobiomodulação acontece por uma cascata sinalizadora de potencial anti-inflamatório, além de outras possíveis ações, como o aumento na concentração de íons de cálcio intracelular, aumento da atividade da enzima antioxidante superóxido dismutase. Outro possível mecanismo de ação da fotobiomodulação está na ação no bloqueio de condução neural. Sendo o processo inflamatório presente nas lesões teciduais, estes favorecem o estímulo de prostaglandinas, que exercem uma variedade de efeitos sobre os vasos sanguíneos, as terminações nervosas e as células, sensibilizando os receptores da dor. Assim, a radiação do *laser* de baixa potência atua atrapalhando a formação delas, diminuindo a inflamação e, por consequência, a sensação dolorosa (Rezende e Lenzi, 2020).

O Dry Needlyn ou agulhamento seco (Fig. 3-25) é definido como um processo intramuscular em que uma agulha é inserida em um ponto-gatilho miofascial. O agulhamento a seco cria um efeito analgésico na musculatura ao redor dos pontos-gatilhos por meio da inibição descendente do sistema nervoso central. As fibras nervosas alfa-delta são estimuladas, o que facilita a liberação de endorfinas e encefalinas endógenas. Isso leva a um aumento nos limiares de pressão da dor e uma diminuição no tônus muscular. Os efeitos analgésicos do agulhamento a seco dos pontos-gatilhos também estão ligados ao aumento do fluxo sanguíneo e às mudanças no ambiente bioquímico ao redor da área de tratamento. O agulhamento a seco reduz a dor miofascial, ativando grandes fibras mielinizadas em um ponto-gatilho. Essa cascata hipoanalgésica resulta na diminuição dos mediadores metabólicos,

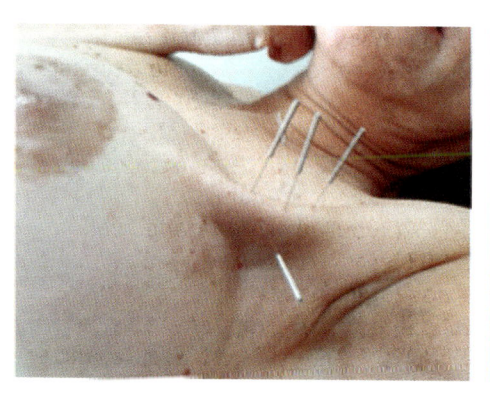

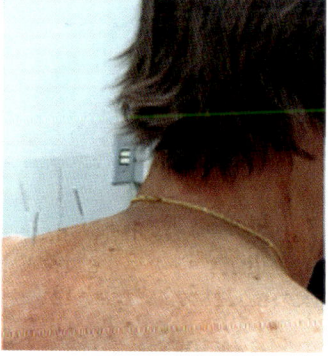

Fig. 3-25. Exemplo de uso de agulhamento a seco em mulheres com câncer de mama.

no aumento da microcirculação local e diminuição dos mediadores químicos. Além disso, o agulhamento seco equilibra as substâncias químicas associadas à dor, como bradicinina, peptídeo relacionado ao gene da calcitonina e substância P (Charles et al., 2019).

Ombro Congelado

Um prejuízo funcional do movimento do ombro influi de forma negativa e direta na qualidade de vida e na capacidade funcional de mulheres no pós-operatório de câncer de mama. Cerca de 30% das pacientes têm alguma sequela após um ano de cirurgia. Para atividades da vida diária, laborais e de lazer, os movimentos de flexão e abdução são fundamentais. A limitação do movimento de flexão do ombro faz com que a mulher não seja mais capaz de estender roupa no varal ou pegar um objeto em cima do armário (Silva e Rezende, 2014).

O não acompanhamento da paciente logo após a cirurgia por um fisioterapeuta especializado em oncologia pode favorecer o surgimento de complicações osteomioarticulares, como redução da amplitude de movimento do ombro (1,5% a 50%), dor de origem musculoesquelética (12% a 51%), fraqueza muscular do membro superior homolateral à cirurgia (18% a 23%), lesão do manguito rotador e ombro congelado (ou capsulite adesiva) (Runowicz et al., 2015).

Cerca de 60% das mulheres no pós-operatório de câncer de mama apresentam restrição da amplitude de movimento do ombro com um mês de pós-operatório (Yang et al., 2017), 17%-33% referem fraqueza muscular e 12%-51% sofrem pela presença de alguma dor (Casla et al., 2015), sendo que em 10% essa limitação é persistente após 12 meses, podendo ser causada por várias condições (Yang et al., 2017).

Disfunções nos ombros de pacientes com câncer de mama afetam suas atividades diárias, como puxar um suéter por cima da cabeça, colocar um sutiã, fechar um zíper nas costas, alcançar o alto da cabeça e carregar bolsas pesadas. Pelo menos 130° de flexão e abdução do ombro são necessários para realizar cuidados pessoais, comer e beber. No entanto, muitas pacientes com câncer de mama não conseguem atingir essa amplitude de movimento do ombro, mesmo após vários anos de pós-operatório. Além disso, as morbidades do ombro, incluindo dor, perda de força e limitação da amplitude de movimento do ombro, levam a um declínio da qualidade de vida em pacientes com câncer de mama após a cirurgia. Consequentemente, apenas

59% das sobreviventes de câncer de mama retornaram ao trabalho e, mesmo entre aquelas que retornaram ao local de trabalho, uma porcentagem substancial delas não consegue trabalhar em tempo integral devido às condições físicas, incluindo esses problemas no ombro (Min et al., 2021).

O ombro congelado é um distúrbio inflamatório insidioso, caracterizado por uma diminuição dolorosa e progressiva da ADM passiva ou ativa da articulação glenoumeral causada por fibrose gradual e subsequente contratura da cápsula glenoide. A dor e a restrição da ADM se devem geralmente a restrições fasciais, rigidez muscular com pontos de gatilho, além da rigidez capsular e ligamentar (Aboelnour et al., 2023). Em consequência, há diminuição da força muscular e incapacidade para realizar as atividades de vida diária, afetando negativamente a qualidade de vida das pacientes.

Após a cirurgia por câncer de mama, a principal causa da disfunção do ombro não é apenas o distúrbio da articulação glenoumeral, mas também as aderências nas áreas axilar e peitoral entre os músculos peitorais, o tecido subcutâneo e a pele, que podem impedir a extensão completa do peitoral, resultando em limitação da flexão e abdução do ombro (Aboelnour et al., 2023).

A inatividade do movimento do ombro, pela limitação da amplitude de movimento, vai levar à fraqueza muscular do membro superior homolateral à cirurgia, associado à perda de massa muscular (Klassen et al., 2017).

O objetivo da fisioterapia deve ser melhorar quadro álgico, a amplitude de movimento do ombro, a força muscular do manguito rotador e o controle escapular, melhorando, assim, as atividades de vida diária e a qualidade de vida.

Na inspeção clínica, devem-se observar o complexo articular do ombro e sua musculatura, verificar sinais, como depressão e protração de ombro, escápula alada.

Ao exame físico devem-se avaliar a amplitude de movimento da articulação do ombro, a força muscular, a dor e o impacto da disfunção nas atividades de vida diária das pacientes.

O tratamento conservador consiste em uma variedade de técnicas de exercícios. São recursos que podem ser utilizados pela fisioterapeuta:

1. *Crioterapia:* é utilizada para reduzir a temperatura da área afetada, principalmente a superfície da pele, e diminuir o metabolismo celular e o fluxo sanguíneo, reduzindo assim o inchaço, a dor, os espasmos musculares e a inflamação (Uchida et al., 2022).
2. *Taping* (Fig. 3-26): um exemplo é a utilização de uma âncora de 2,5 a 3 cm, fazer a aplicação do *taping* em "Y" sobre a projeção da inserção do músculo deltoide ou sobre a tuberosidade do acrômio, de acordo com a direção terapêutica (Kase et al., 2013).
3. *Mobilização articular:* técnicas de mobilização articular ativa, com enfoque para o ganho de rotação externa, abdução e flexão caso a restrição de movimento esteja acentuada por hipomobilidade articular.
4. *Alongamento:* técnicas de alongamento muscular, a favor da gravidade, com objetivo de melhorar a flexibilidade e melhorar a amplitude de movimento. Uma pequena carga pode ser utilizada para aumentar o resultado terapêutico.
5. Exercícios pendulares de Codman: os exercícios devem ser realizados com o indivíduo em pé em flexão lombar de 90º, em que a

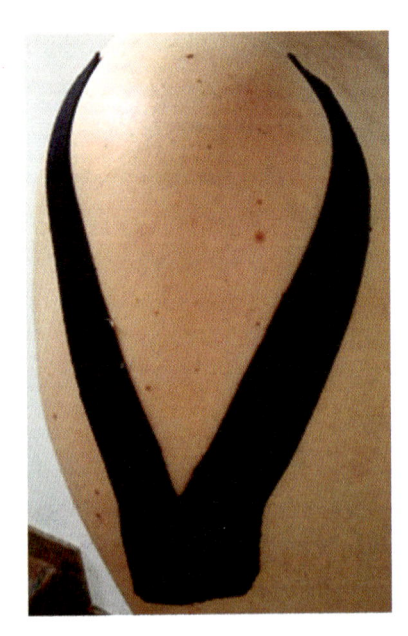

Fig. 3-26. *Taping* em Y.

paciente irá segurar um halter ou caneleira, apoiando o antebraço contralateral à cirurgia sobre um apoio e descansar a testa sobre o antebraço deste membro, segurando o halter com o membro a ser tratado, realizando movimentos pendulares em sentido horário, anti-horário e anteroposterior e laterolateral.

6. *Exercícios de fortalecimento muscular:* os exercícios podem ajudar a reduzir a dor e a restaurar a amplitude, a coordenação e o controle dos movimentos. Os exercícios de resistência progressiva são eficazes na redução dos níveis de fadiga e no aumento da capacidade funcional e da força muscular, além de serem extremamente eficazes na redução da sarcopenia. O treinamento melhora a força ao aumentar a massa muscular e aprimorar o recrutamento e a taxa de disparo das unidades motoras. As bandagens elásticas são um tipo de ferramenta de treinamento de exercícios de resistência que podem fornecer uma resistência variável e permitir alterações na amplitude de movimento, evitando assim o risco de maior carga de peso durante os exercícios de fortalecimento, oferecendo uma resistência eficiente e aumentando a ativação muscular para promover a força do músculo (Aboelnour et al., 2023). Exercícios de estabilização da escápula podem ser aplicados nestas pacientes pela mobilidade limitada da articulação do ombro, dor e deterioração funcional.

7. *Agentes eletrofísicos:* recursos, como a fotobiomodulação e a terapia por ondas de choque, podem melhorar a dor e restaurar a função.

A terapia por ondas de choque reduz a dor e restabelece a função ao causar alterações no metabolismo das células e na penetrabilidade dos tecidos endoteliais, além de estabilizar os tecidos ao estimular e reativar o processo de cicatrização de ossos e tecidos conjuntivos, por meio da facilitação da secreção de substâncias angiogênicas ao redor da região afetada e do aumento do fluxo sanguíneo (Lee et al., 2017).

A fotobiomodulação com *laser* de baixa intensidade no comprimento de onda infravermelho gera uma energia que em contato com os tecidos produz efeitos bioquímico, bioelétrico e bioenergético. Estes efeitos induzirão a outros denominados efeitos indiretos, como o aumento da microcirculação e o estímulo trófico na célula. Estas ações, quando desencadeadas, levarão ao aparecimento dos efeitos terapêuticos, destacando a modulação da dor local, além da redução de edema, estímulo à cicatrização de feridas difíceis; modulação do processo inflamatório em lesões articulares e de tecidos moles. O efeito analgésico desencadeado pela fotobiomodulação acontece por uma cascata sinalizadora de potencial anti-inflamatório, além de outras possíveis ações, como o aumento na concentração de íons de cálcio intracelular, aumento da atividade da enzima antioxidante superóxido dismutase. Outro possível mecanismo de ação da fotobiomodulação está na ação no bloqueio de condução neural. Sendo o processo inflamatório presente nas lesões teciduais, estes favorecem o estímulo de prostaglandinas, que exercem uma variedade de efeitos sobre os vasos sanguíneos, as terminações nervosas e as células, sensibilizando os receptores da dor. Assim, a radiação do *laser* de baixa potência atua atrapalhando a formação delas, diminuindo a inflamação e, por consequência, a sensação dolorosa (Rezende e Lenzi, 2020).

Síndrome da Dor Pós-Mastectomia (SDPM)

SDPM manifesta-se como uma dor contínua ou intermitente, presente muitas horas por dia e muitos dias na semana (Waltho e Rockwell, 2016), localizada na axila, região medial do braço, mama e/ou parede torácica, afetando de maneira significativa o humor da paciente, suas atividades de vida diária, laborais e de lazer, gerando, inclusive, prejuízo econômico ao sobrecarregar o sistema de saúde público (Ebid e El-Sodany, 2015).

Apesar de estar descrita na mastectomia, não se restringe apenas a essa modalidade cirúrgica, podendo ocorrer após mastectomia radical, mastectomia radical modificada e tumorectomia (Waltho e Rockwell, 2016). É necessário compreender a SDPM como uma síndrome da dor axilar, já que sua etiologia está relacionada com lesões de nervos com origem axilar (Brackstone, 2016).

Dores persistentes, como o SDPM, são atribuídas a lesões ou trações nervosas ocorridas durante o procedimento cirúrgico, principalmente os nervos intercostobraquial, peitoral medial, peitoral lateral, toracodorsal e torácico longo (Waltho e Rockwell, 2016; Brackstone, 2016). A lesão do nervo intercostobraquial ocorre comumente com a retirada dos linfonodos axilares laterais (nível I), enquanto a ressecção dos linfonodos mediais (nível II) envolve lesão do nervo peitoral medial. Dessa forma, a realização da técnica da biópsia do linfonodo sentinela deve ser considerada como um significativo fator de proteção para o desenvolvimento da SDPM (Brackstone, 2016).

O nervo intercostobraquial, por ser um nervo sensitivo, não traz consequências motoras, mas quando lesionado pode trazer graus variados e até persistentes de alterações da sensibilidade dolorosa na região posteromedial do braço e axila, apresentando-se, na maioria dos casos, como anestesia ou hipoestesia, podendo ocorrer manifestações de hiperestesia, como dor, latejamento ou queimação (Torrezan et al., 2003).

Logo no pós-operatório a queixa da paciente geralmente é de hiperestesia na região posteroinferior do braço. Em função dessa sensação, a mulher costuma evitar o contato do membro até mesmo com suas roupas.

Para ser considerada SDPM é necessário que a dor esteja presente em pelo menos 50% do tempo, ou seja, 4 dias na semana por mais 12 horas diárias.

O quadro clínico dessa condição pode ser variável, dependendo do nervo ou nervos que foram lesionados durante o procedimento cirúrgico. Alterações de sensibilidade (disestesia) se fazem presentes, como:

- Hipoestesia/hiperestesia.
- Alodinia (resultante da alteração nos terminais dos neurônios por lesão, que responde nos receptores de sensação da pele; desse modo, quando tocamos a pele, há uma sensação de desconforto, como se a parte tocada tivesse sofrido queimadura, a paciente sente uma ardência muito incômoda, por mais leve que seja o atrito).
- Sensação de alfinetada/choque/queimadura/facada.
- Sensação de peso.
- Dor.

Muito frequentemente a paciente com SDPM é encaminhada à fisioterapia sem diagnóstico ou para reabilitação no pós-operatório mais tardio de câncer de mama. Cabe ao fisioterapeuta ter a sensibilidade e o conhecimento requerido para fazer esse diagnóstico. Devido às constantes queixas álgicas por um período mais prolongado de tempo, muitas vezes essa paciente pode ser, erroneamente, considerada "poliqueixosa".

O princípio do tratamento da SDPM é a dessensibilização da área dolorosa, que geralmente é na região do plastrão ou do braço. Em função da dor constante, a paciente tende a proteger a região, evitando qualquer tipo de contato, fato que apenas piora o quadro.

O fisioterapeuta deve, nesse momento, promover a dessensibilização com toalha felpuda na área dolorosa (Figs. 3-27 e 3-28), de modo a fazer fricção moderada – sempre com atenção para evitar machucar a pele. Essa fricção irá provocar o aumento da dor nos primeiros minutos (geralmente em torno de 3 minutos) e evoluirá para uma hipoestesia local (com aproximadamente mais 2 minutos). O fisioterapeuta não deve interromper a técnica em função da dor gerada na paciente, sob pena de persistência de uma dor ainda mais intensa.

Quando a paciente com SDPM já se encontra sem dor, é importante que seja avaliada em relação às suas limitações funcionais e de amplitude de movimento do ombro. Em função do longo tempo com a dor, as atividades de vida diária, de trabalho e de lazer encontram-se prejudicadas. O fisioterapeuta deve, então, proceder à reabilitação padrão para mulheres no pós-operatório de câncer de mama, conforme descrito no Capítulo 2.

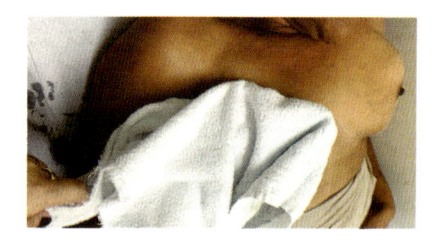

Fig. 3-27. Dessensibilização do plastrão para SDPM.

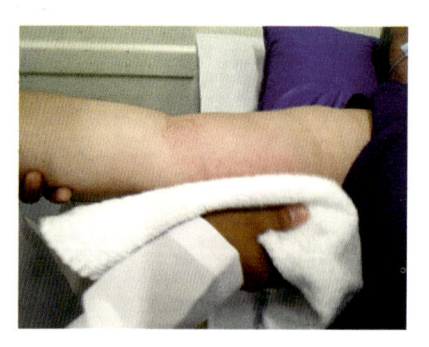

Fig. 3-28. Dessensibilização do nervo intercostobraquial.

DISFUNÇÃO SEXUAL

A disfunção sexual é um problema comum entre as pacientes no pós-operatório de câncer de mama, incluindo alterações do desejo e diminuição da libido (23% a 64% das pacientes), alterações da excitação e dificuldades com a lubrificação vaginal (20% a 48%), dificuldades de alcançar o orgasmo (16% a 36%) e dispareunia (35% a 38%). Pacientes que foram submetidas a tratamento quimioterápico tendem a ter maiores dificuldades sexuais do que aquelas submetidas apenas à cirurgia e à radioterapia. Quando submetidas a tratamento com inibidores de aromatase (hormonioterapia) podem queixar-se de secura vaginal, dispareunia importante, sintomas de menopausa e perda do desejo sexual (Runowicz et al., 2015).

A atuação do fisioterapeuta está baseada em educação sobre as alterações sexuais e as possibilidades de reabilitação da saúde sexual e exercícios de consciência corporal e do assoalho pélvico (Bober et al., 2020). Grupos de terapia sexual, psicoeducação, psicoterapia e trabalho para melhora da imagem corporal estão entre as técnicas indicadas (Runowicz et al., 2015).

A aplicabilidade da fotobiomodulação como recurso auxiliar no tratamento das disfunções sexuais femininas requer compreensão das suas diferentes fisiopatologias orgânicas ou biológicas. A fotobiomodulação pode trazer benefícios nos distúrbios de excitação, distúrbios de orgasmo, dispareunia e vaginismo, uma vez que melhore a perfusão sanguínea e o estresse oxidativo, promove reparo tecidual, modula a dor e o processo inflamatório (Lenzi e Rezende, 2021).

REFERÊNCIAS BIBLIOGRÁFICAS

Aboelnour NH, Kamel FH, Basha MA, Azab AR, Hewidy IM, Ezzat M, et al. Combined effect of graded Thera-Band and scapular stabilization exercises on shoulder adhesive capsulitis post-mastectomy. Support Care Cancer. 2023;31(4):215.

Adrien C, Katia M, Marie-Lucile B, Alice R, Claire B, Roman R. Prevention of lymphocele or seroma after mastectomy and axillary lymphadenectomy for breast cancer: systematic review and meta-analysis. Sci Rep. 2022;12(1):10016.

Akkaya N, Atalay NS, Selcuk ST, Akkaya S, Ardiç F. Impact of body image on quality of life and mood in mastectomized patients and amputees in Turkey. Asian Pac J Cancer Prev. 2011;12(10):2669-73.

Alayat MSM, Battecha KH, Elsodany AM, Alzahrani OA, Alqurashi AKA, Jawa AT, et al. Effectiveness of Photobiomodulation Therapy in the Treatment of Myofascial Pain Syndrome of the Upper Trapezius Muscle: A Systematic Review and Meta-Analysis. Photobiomodul Photomed Laser Surg. 2022;40(10):661-74.

Askevold F. Measuring body image. Psychother Psychosom. 1975;26:71-7.

Barbosa JAN, Amorim MHC, Zandonade E, Delaprane ML. Avaliação da postura corporal em mulheres com câncer de mama. Rev Bras Ginecol Obstet. 2013;35(5):215-20.

Bergmann A, Ribeiro MJP, Pedrosa, E, Nogueira EA, Oliveira ACG. Fisioterapia em mastologia oncológica: rotinas do Hospital do Câncer III / INCA. Rev Bras de Cancerol. 2006;52(1):97-109.

Bober SL, Fine E, Recklitis CJ. Sexual health and rehabilitation after ovarian suppression treatment (SHARE-OS): a clinical intervention for young breast cancer survivors. J Cancer Surviv. 2020;14(1):26-30.

Brackstone M. A review of the literature and discussion: establish a consensus for the definition of post-mastectomy pain syndrome to provide a standardized clinical and research approach. J Can Chir. 2016;50(5):294-5.

Casla S, Hojman P, Márques-Rodas I, López-Tarruella S, Jerez Y, Barakat R, et al. Running away from side effects: physical exercise as a complementary intervention for breast cancer patients. Clin Transl Oncol. 2015;17(3):180-96.

Cerqueira AW, Barbosa AL, Bergmann A. Proposta de Conduta Fisioterapêutica para o atendimento ambulatorial nas pacientes com escápula alada após linfadenectomia axilar. 2009;55(2):115-20.

Charles D, Hudgins T, MacNaughton J, Newman E, Tan J, Wigger M. A systematic review of manual therapy techniques, dry cupping and dry needling in the reduction of myofascial pain and myofascial trigger points. J Bodyw Mov Ther. 2019;23(3):539-46.

Cho Y, Do J, Jung S, Kwoan O, Jeon JY. Effects of a physical therapy program combined with manual lymphatic drainage on shoulder function, quality of life, lymphedema incidence, and pain in breast cancer patients with axillary web syndrome following axillary disccection. Support Care Cancer. 2016;24(5):2047-57.

Ciacco M, Rezende LF. Avaliação da imagem corporal em mulheres no pós-operatório de câncer de mama. Rev Bras Mastologia. 2012;22(4):131-7.

Ciesla S, Polom K. The effect immediate breast reconstruction with Becker-25 prosthesis on the preservation of proper body posture in patients after mastectomy. Eur J Surg Oncol. 2010;36(7):625-31.

De Groef A, Van Kampen M, Vervloesem N, De Geyter S, Dieltjens E, Christiaens MR, et al. An evaluation tool for myofascial adhesions in patients after breast cancer (MAP-BC evaluation tool): Development and interrater reliability. PLoS One. 2017;12(6):e0179116.

Di Martino M, Nahas FX, Barbosa MVJ, Montecinos Ayaviri NA, Kimura AK, Barella SM, et al. Seroma in lipoabdominoplasty and abdominoplasty: a comparative study using ultrasound. Plast Reconstr Surg. 2010;126(5):1742-51.

Ebid AA, El-Sodany AM. Long-term effect of pulsed high-intensity laser therapy in the treatment of post-mastectomy pain syndrome: a double blind, placebo-control, randomized study. Lasers Med Sci. 2015;30:1747-55.

Eftekharsadat B, Fasaie N, Golalizadeh D, Babaei-Ghazani A, Jahanjou F, Eslampoor Y, et al. Comparison of efficacy of corticosteroid injection versus extracorporeal shock wave therapy on inferior trigger points in the quadratus lumborum muscle: a randomized clinical trial. BMC Musculoskelet Disord. 2020;21(1):695.

Fabro EAN, Teodózio CGC, Costa RM, Macedo FO, Cardoso ACDDLM, Jacob RBE, et al. Clinical Experience with Compression Taping to Treat Seroma After Breast Cancer Surgery: A Medical Device Clinical Study. Adv Skin Wound Care. 2022;35(7):1-6.

Fuming G, Qiliang X, Haoxiong C, Xuecheng H, Junxing Y. Therapeutic taping to offload wound margin strain and as an adjunct to wound closure: a case report. Wounds. 2023;35(4):E146-E148.

Gonçalves AV, Teixeira LC, Torresan R, Alvarenga C, Cabello C. Estudo clínico aleatório sobre a preservação do nervo peitoral medial em mastectomia por câncer de mama: impacto na reabilitação do membro superior. Sao Paulo Med J. 2009;127(3):117-21.

Groef AD, Kampen MV, Verlvoesem N, Dieltjens E, Vos L, Vrieze TD, Christiaens MR, Neven P, Geraerts I. Effect of myofascial techniques for treatment of upper limb dysfuntions in breast cancer survivors: randomized controlled trial. Support Care Cancer. 2017;25(7):2119-27.

Harris SR. Axillary Web Syndrome in Breast Cancer: A Prevalent But Under-Recognized Postoperative Complication. Breast Care (Basel). 2018;13(2):132-5.

Hojan K, Manikowska F, Chen BP, Lin CC. The influence of an external breast prosthesis on the posture of women after mastectomy. J Back Musculoskelet Rehabil. 2016;29(2):337-42.

Huang HC, Liu HH, Yin LY, Yeh CH, Tu CW, Yang CS. The upper-limb volumetric changes in breast cancer survivors with axillary web syndrome. Eur J Cancer Care. 2017;26(2):1-6.

Ibrahim RGAEN, Khalaf MMA, Elkerm YM, El Safwany MM. Effect of Direct Myofascial Release and Kinesio Tape on Axillary Web Syndrome. Journal of Medical Science. 2018;18:1-10.

Kalichman L, Menahem I, Treger I. Myofascial component of cancer pain review. J Bodyw Mov Ther. 2019;23(2):311-15.

Kase K, Lemos TV, Dias EM. Kinesio Taping – Introdução ao método e aplicações musulares. São Paulo: Editora Andreoli. 2013.

Klassen O, Schmidt ME, Ulrich CM, Schneeweiss A, Potthoff K, Steindorf K, et al. Muscle strength in breast cancer patients receiving different treatment regimes. J Cachexia Sarcopenia Muscle. 2017;8(2):305-16.

Koehler LA, Blaes AH, Haddad TC, Hunter DW, Hirsch AT, Ludewig PA. Movement, function, pain and postoperative edema in axillary web syndrome. Physical Therapy. 2015;95(10):1345-53.

Koralewska A, Domagalska-Szopa M, Siwiec J, Szopa A. The Influence of External Breast Prostheses on the Body Postures of Women Who Have Undergone Mastectomies. J Clin Med. 2023;12(7):2745.

Lattanzi JB, Zimmerman A, Marshall LM. Case report of axillary web syndrome. Rehabil Oncol. 2012;30:18–21.

Lee S, Lee S, Jeong M, Oh H, Lee K. The effects of extracorporeal shock wave therapy on pain and range of motion in patients with adhesive capsulitis. J Phys Ther Sci. 2017;29(11):1907-9.

Lenzi J, Rezende L. Fotobiomodulação com laser e LED em uroginecologia e proctologia. 1. ed. Rio de Janeiro: Editora Thieme Revinter. 2021.

Leung AKP, Ouyang H, Pang MYC. Effects of mechanical stimulation on mastectomy scars within 2 months of surgery: A single-center, single-blinded, randomized controlled trial. Ann Phys Rehabil Med. 2023;66(5):101724.

Luan S, Zhu ZM, Ruan JL, Lin CN, Ke SJ, Xin WJ, et al. Randomized Trial on Comparison of the Efficacy of Extracorporeal Shock Wave Therapy and Dry Needling in Myofascial Trigger Points. Am J Phys Med Rehabil. 2019;98(8):677-84.

Lynch LL, Mendes U, Walier AB, Gillette AA, Guillory RJ 2nd, Goldman J. Fibrosis worsens chronic lymphedema in rodent tissues. Am J Physiol Heart Circ Physio. 2015;308(10):H1 229-36.

Mastrella AS, Freitas-Junior R, Paulinelli RR, Soares RL. Escápula Alada Pós – linfadenectomia no Tratamento de Câncer de Mama. Rev Bras Cancerol. 2009;55(4):397-404.

Mello M, Marques AP. A imagem corporal representada pelos fibromiálgicos: um estudo preliminar. Rev Fisiot USP 1995; 2: 87- 93.

Melo MSI, Maia JN, Silva DAL, Carvalho CC. Avaliação postural em pacientes submetidas à mastectomia radical modificada por meio da fotogrametria computadorizada. Rev Bras Cancerol. 2011;57 (1):39-48.

Mendez U, Brown EM, Ongstad EL, Slis JR, Goldman J. Functional recovery of fluid drainage precedes lymphangiogenesis in acute murine foreleg lymphedema. Am J Physiol Heart Circ Physiol. 2012;302(11):H2250-H2256.

Min J, Kim JY, Yeon S, Ryu J, Min JJ, Park S, et al. Change in Shoulder Function in the Early Recovery Phase after Breast Cancer Surgery: A Prospective Observational Study. J Clin Med. 2021;10(15):3416.

O'Reilly S, Crofton E, Brown J, Strong J, Ziviani J. Use of tape for the management of hypertrophic scar development: A comprehensive review. Scars Burn Heal. 2021;7:20595131211029206.

Pimenta CAM, Teixeira MJ. Questionário de dor McGill: proposta de adaptação para a língua portuguesa. Rev Esc Enferm USP. 1996;30(3):473-83.

Prado TP, Zanchetta FC, Barbieri B, Aparecido C, Melo Lima MH, Araujo EP. Photobiomodulation with Blue Light on Wound Healing: A Scoping Review. Life (Basel). 2023;13(2):575.

Rezende L, Lenzi J. Eletrotermofototerapia em oncologia. 1. ed. Rio de Janeiro: Editora Revinter. 2020.

Runowicz CD, Leach CR, Henry NL, Henry KS, Mackey HT, Cowens-Alvarado RL, et al. American Cancer Society/ American Society of Clinical Oncology Breast Cancer Survivorship Care Guideline. J Clin Oncology. 2016 Feb 20;34(6):611-35. Epub 2015 Dec 7.

Safran MR. Nerve injury about the shoulder in Athletes, Part2: Long Thoracic Nerve, Spinal Accessory Nerve, Burners and Stingers, Thoracic Outlet Syndrome. Am J Sports Med. 2004;32(4):1063-76.

Santos DB, Vieira EM. Imagem corporal de mulheres com câncer de mama: uma revisão sistemática da literatura. Cienc Saúde Coletiva. 2011;16(5):2511-22.

Silva RCM, Rezende LF. Assessment of impact of late postoperative physical functional disabilities on quality of life in breast cancer survivors. Tumori. 2014 Jan-Feb;100(1):87-90.

Sobral AP, Sobral SS, Campos TM, Horliana AC, Fernandes KP, Bussadori SK, et al. Photobiomodulation and myofascial temporomandibular disorder: Systematic review and meta-analysis followed by cost-effectiveness analysis. J Clin Exp Dent. 2021;13(7):e724-e732.

Thottungal A, Kumar P, Bhaskar A. Interventions for myofascial pain syndrome in cancer pain: recent advances: why, when, where and how. Curr Opin Support Palliat Care. 2019;13(3):262-9.

Torres Lacomba M, Mayoral del Moral O, Coperias Zazo JL, Gerwin RD, Zapico Goñi A. Incidence of myofascial pain syndrome in breast cancer surgery: a prospective study. Clin J Pain. 2010;26:320-5.

Torrezan RZ, Cabello C, Conde DM, Brenelli HB. Impact of the preservation of the intercostobrachial nerve in axillary limphadenectomy due to breast cancer. Breast J. 2003;5:389-92.

Uchida R, Hombu A, Ishida Y, Nagasawa M, Chosa E. Investigation of cryotherapy for pain relief after arthroscopic shoulder surgery. J Orthop Surg Res. 2022;17(1):553.

Waltho D, Rockwell G. Post-breast surgery pain syndrome: establishing a consensus for the definition of post-mastectomy pain syndrome to provide a standardized clinical and research approach – a review of the literature and discussion. J Can Chir. 2016;59(5):342-50.

Wariss BR, Costa RM, Pereira AC, Koifman RJ, Bergmann A. Axillary web syndrome is not a risk factor for lymphoedema after 10 years of follow-up. Support Care Cancer. 2017;25(2):465-70.

Yang S, Park DH, Ahn SH, Kim J, Lee JW, Han JH, Kim DK, Jeon JY, Choi KH, Kim W. Prevalence and risk factors of adhesive capsulitis of the shoulder after breast cancer treatment. Support Care Cancer 2017;25(4):1317-22.

Yeung WM, McPhail SM, Kuys SS. A systematic review of axillary web syndrome. J Cancer Surviv 2015;9:576-98.

LINFEDEMA

O linfedema é uma patologia crônica e progressiva que ocorre com certa frequência após o tratamento do câncer de mama, resultante do acúmulo de fluidos rico em proteínas nos tecidos intersticiais. No geral, a prevalência do linfedema varia entre 9% e 40%, sendo 24% a 49% após mastectomia, 4% a 28% após a tumorectomia com dissecção axilar, e 5% a 34% após cirurgia e radioterapia. No Brasil, ao se basear no cálculo de estimativas de câncer de mama, acredita-se que cerca de 3 a 5 mil pacientes por ano desenvolverão linfedema (Bevilacqua *et al.*, 2008).

CLASSIFICAÇÃO

O linfedema é dividido em duas fases: na fase inicial há acúmulo de fluidos no espaço extracelular (água), proteínas plasmáticas filtradas, células extravasadas do sangue, além de produtos celulares do parênquima; já na fase tardia observa-se a proliferação de elementos parenquimatosos e estromais com excessivo depósito de substâncias de matriz extracelular (Bevilacqua et al., 2008).

Segundo o consenso da Sociedade Internacional de Linfologia (2013), o linfedema pode ser classificado em quatro estágios:

- *Estágio 0 ou estágio subclínico* (Fig. 4-1): o paciente possui um risco para o desenvolvimento do linfedema, porém não apresenta edema evidente. O acúmulo de fluido intersticial pode não estar visível clinicamente, entretanto, como a quantidade de linfa está maior que a capacidade do sistema em transportá-la, pode ser considerada como linfedema subclínico (Lawenda et al., 2009). O linfedema se apresenta como uma sensação de peso ou aperto. Com sua progressão, pode tornar-se evidente (Smith e Lewin, 2010).
- *Estágio I (Fig. 4-2):* há pouco edema tecidual, com aparente depressão na palpação, sem fibrose e com melhora do edema ao elevar o

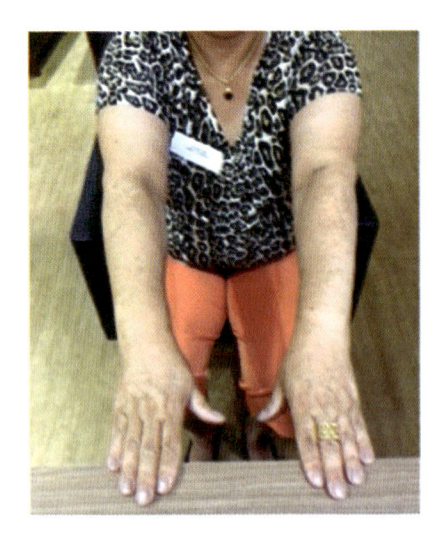

Fig. 4-1. Estágio 0.

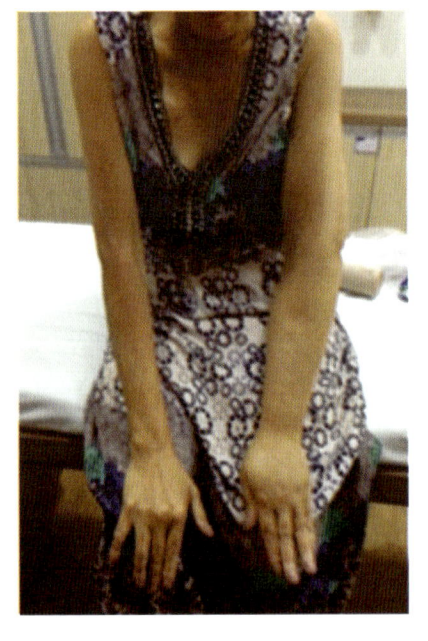

Fig. 4-2. Estágio I.

membro. Representa um acúmulo de fluido com grau proteico relativamente alto.
- *Estágio II (Fig. 4-3):* há alterações teciduais que aumentam o risco de fibrose. É irreversível espontaneamente e infecções de pele são mais comuns nesta fase.
- Estágio III (Fig. 4-4): já são observadas alterações cutâneas mais exuberantes com presença de fibrose e consistência lenhosa tecidual,

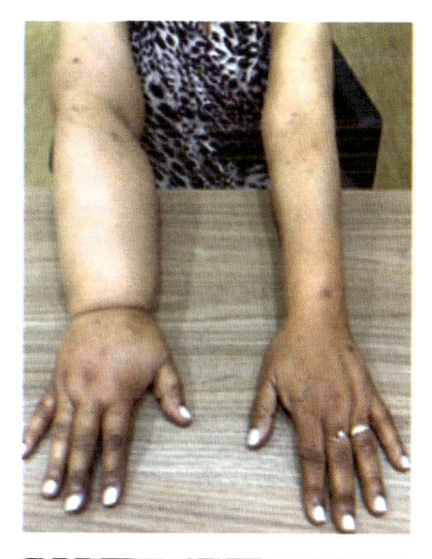

Fig. 4-3. Estágio II.

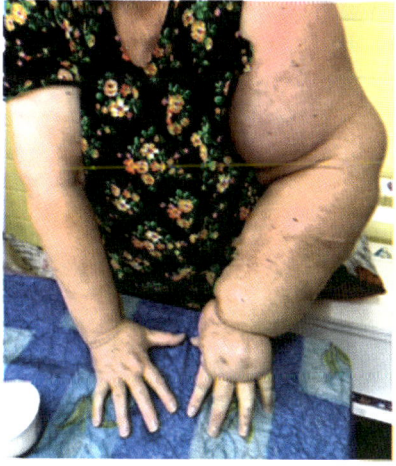

Fig. 4-4. Estágio III.

com edema notável no membro. Esta fase é conhecida como "elefantíase linfostática", podendo ocorrer a formação de fístulas.

AVALIAÇÃO

A avaliação do linfedema de membro superior pode ser feita por métodos objetivos e subjetivos, além da avaliação clínica criteriosa do membro e quadrantes. Entre os métodos objetivos, a perimetria manual ainda é o método mais utilizado em estudos científicos e na prática clínica pela sua facilidade, pois utiliza apenas uma fita métrica para mensuração de circunferências equivalentes em ambos os membros (afetado e controle).

Ao realizar na prática clínica a perimetria manual para a classificação de linfedema, o fisioterapeuta não deve considerar apenas a diferença da perimetria acima de 2 cm, mas também os valores resultantes da fórmula do cone truncado, a fim de conseguir valores de volumetria indireta, considerando como linfedema valores acima de 10% ou 200 mL de diferença entre o membro do lado da abordagem axilar e o contralateral (avaliação da circunferência – ver Capítulo 1).

O linfedema também pode ser classificado como (Stillwell et al., 1969 apud Vries et al., 2005):

- *0% a 10% de diferença entre o membro afetado e o controle:* normal.
- *10,1% a 20%:* linfedema leve.
- *20,1% a 40%:* moderado.
- *40,1% a 80%:* acentuado.
- > *80,1%:* grave.

Na avaliação subjetiva questiona-se ao paciente se há aumento de volume perceptível, onde muitas vezes o paciente refere que o relógio, pulseira, anel ou manga da camisa estão mais apertados ou apresenta sensação de peso no membro. Há uma boa correlação entre a perimetria manual e os critérios subjetivos na avaliação de linfedema de membro superior (Campanholi et al., 2015), portanto qualquer queixa do paciente é relevante, visto que pacientes com sintomas, porém ainda sem diferença na perimetria manual, já apresentam um linfedema subclínico.

É fundamental realizar também a avaliação clínica: como e quando surgiu o linfedema, se a forma de instalação foi rápida (relacionado a linfedemas malignos, ou seja, por obstrução tumoral – Fig. 4-5) ou

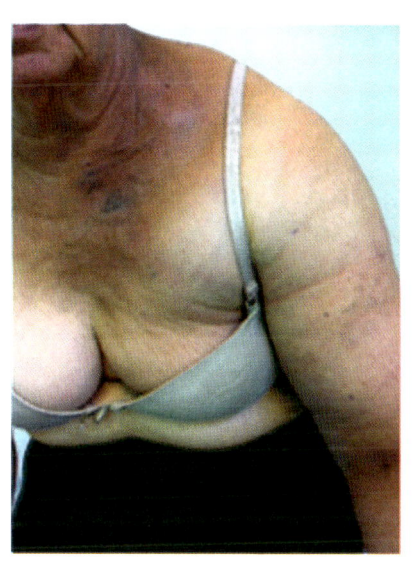

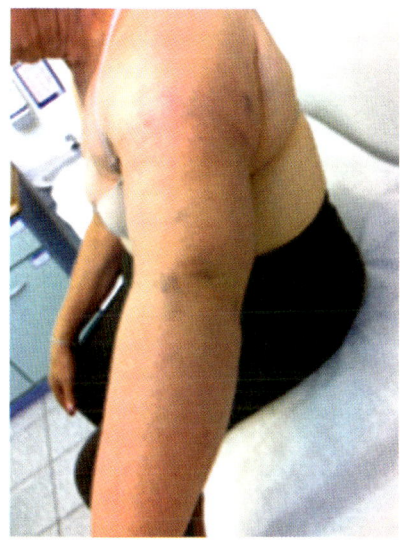

Fig. 4-5. Neovascularização com limites indefinidos no membro e quadrantes em paciente com linfedema neoplásico com recidiva tumoral após 10 anos de pós-operatório de quadrantectomia.

lenta, se apresenta dor, relacionada a excesso de peso, estiramento muscular, tendinite ou bursite. Observar se apresenta alterações dermatológicas, como erisipela, queimadura, fungos, alergias, lesões na pele, pois nestes casos a fisioterapia pode ser contraindicada (Camargo e Marx, 2000).

O teste de cacifo ou sinal de Godet (Fig. 4-6) é realizado pela digitopressão do examinador para verificar a quantidade de líquido deslocado. Quanto maior a depressão tecidual, maior o deslocamento de líquido e consequentemente menor fibrose. A presença deste sinal indica um melhor prognóstico do linfedema.

A avaliação da pele é feita pelo pinçamento da mesma, ou seja, se não houver o descolamento da pele, temos um teste de Stemmer positivo. O acúmulo de proteínas no interstício é responsável por fazer com que a pele não consiga se descolar. Outro teste que deve ser realizado é o de gravata de borboleta, onde, ao rodar a pele, ela não enruga. Ambos os testes podem estar positivos em linfedemas iniciais, até mesmo antes da alteração de volume do membro.

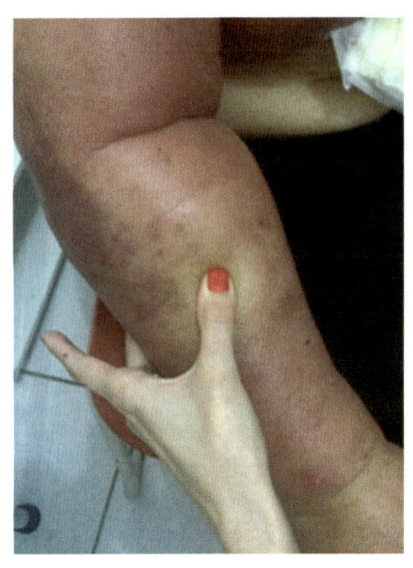

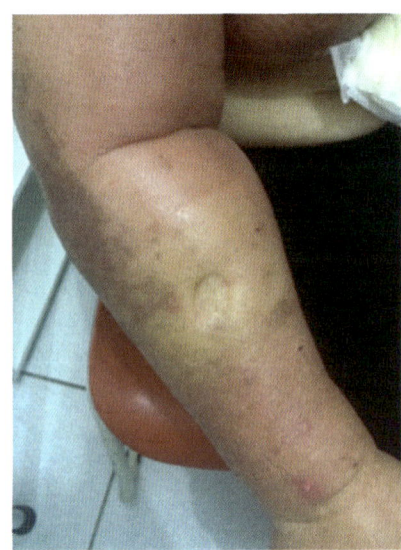

Fig. 4-6. Teste de Cacifo ou sinal de Godet positivo.

PREVENÇÃO

A fisioterapia atua através de ações de prevenção primárias, secundárias e terciárias do linfedema. A prevenção primária se refere à diminuição da exposição a fatores de risco através de orientações de cuidado com o membro, como manter a pele limpa e hidratada, além de tratar micoses nas unhas da mão (Fabro et al., 2016). Muitos cuidados orientados rotineiramente nem sempre são necessários. A paciente pode realizar normalmente suas atividades diárias, laborais e de lazer, incluindo ir à piscina, à praia, viajar de avião e fazer exercícios com carga. O uso do braço para aferição de pressão arterial, aplicação de vacina e para acesso venoso não é contraindicado. Retirar cutícula e raspar pelos axilares também não são um problema. Caso machuque o braço, basta lavar com água e sabão. Caso seja picada por um inseto, se não tiver alergia, também não há problemas. Logicamente cuidados para preservar a integridade da pele, uso de repelente e respeito à preferência dos pacientes são bem-vindos. Estratégias individualizadas para minimizar os riscos são mais apropriadas.

A prevenção secundária visa ao diagnóstico precoce através das queixas do paciente de sensação de peso ou aumento de volume, dor e sinais de infecção e avaliação através de perimetria manual e condições e textura da pele. Já a terciária é o tratamento através da terapia física complexa descongestiva (Fabro et al., 2016).

O linfedema ainda não tem cura, portanto, uma vez instalado, deve ser tratado com medidas de redução e controle do volume do membro. Exercícios repetitivos e com excesso de peso que causem sobrecarga no membro devem ser evitados para não prejudicar o sistema linfático (Kim et al., 2016).

A educação do paciente que é iniciada já na primeira semana após a cirurgia e o acompanhamento de um fisioterapeuta é considerada como um fator de proteção para o surgimento do linfedema (Lu, 2015).

RECURSOS FISIOTERÁPICOS

A Terapia Física Complexa (TFC) foi criada, em 1963, pelo Dr. Michael Földi, e, em 1995, o Comitê da Sociedade Internacional de Linfologia indicou como terapia para o linfedema. É a principal, mais aceita e mais efetiva forma de tratamento, sendo composta pela drenagem linfática manual (DLM), terapia de compressão inelástica (enfaixamento compressivo), exercícios linfomiocinéticos e cuidados com a pele.

O tratamento fisioterapêutico é dividido em duas etapas (Fig. 4-7), sendo que, na primeira fase, a frequência do tratamento é mais intensa,

Fase intensiva	Fase de manutenção	Objetivos
Atendimento diário ou em dias alternados	Contenção elástica, autodrenagem	Descongestionar edema
Duração: 2 a 8 semanas	Seguem os exercícios e cuidados com a pele	Restabelecer fluxo linfático
Tratamento: DLM, cuidados com a pele, exercícios linfomiocinéticos e enfaixamento	Reavaliações mensais	Evitar recidivas

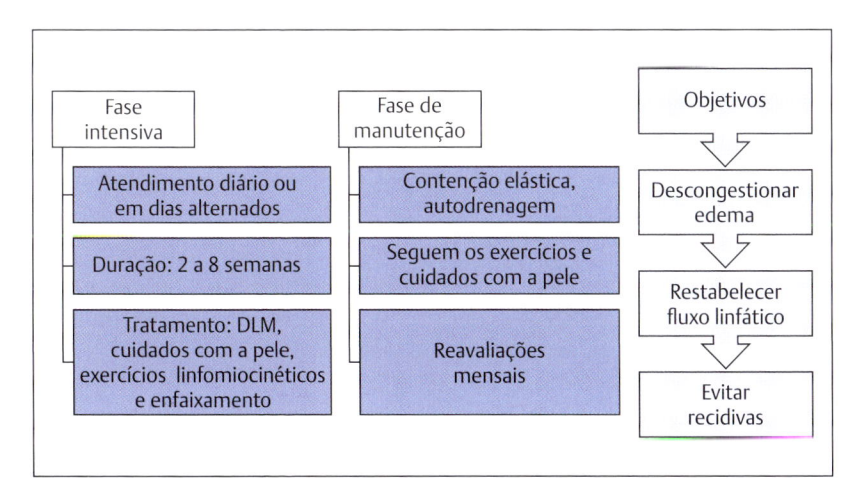

Fig. 4-7. Fases da terapia física complexa e objetivos do tratamento.

devendo ser diária ou em dias alternados. Na segunda fase, o paciente deve utilizar compressão elástica apropriada (meia ou braçadeira), e manter os cuidados com a pele e os exercícios linfomiocinéticos. O paciente só passará para a fase de manutenção quando o volume do membro não apresentar mais redução (Lanza, 2015).

A DLM compreende um conjunto de manobras lentas, rítmicas e leves que seguem o sentido fisiológico da drenagem, com o objetivo de desobstruir os vasos linfáticos e melhorar a absorção e transporte dos fluidos, complementada pela terapia compressiva, que auxilia no transporte da linfa. É importante traçar nova rota do fluxo de líquido linfático estagnado em torno de áreas bloqueadas e direcionar para vasos linfáticos saudáveis através das anastomoses axilo-axilar e axilo-inguinal (Baiocchi, 2016).

A aderência cicatricial é uma barreira para a realização da drenagem linfática manual, devendo ser tratada previamente. É sempre importante verificar se há edema em outros quadrantes (pescoço, mama, ombros), pois o ideal é primeiramente diminuir este edema para posteriormente realizar a DLM no membro com o linfedema (Camargo e Marx, 2000).

O membro deve ser tratado em segmentos, iniciando-se da região proximal para a distal. Após a DLM deve-se realizar enfaixamento do membro para evitar que o líquido não retorne através da atuação da gravidade.

Por desconhecimento da TFC, ainda há muitos profissionais que tratam o linfedema apenas com DLM. A drenagem linfática manual foi a técnica mais utilizada no tratamento de linfedema e infelizmente, muitos pacientes eram tratados com esta terapia de forma exclusiva, não realizando o enfaixamento compressivo e exercícios de forma complementar (Campanholi et al., 2012).

Porém, estudos mais recentes têm demonstrado que a omissão da DLM não reduz a efetividade da TFC. Há falta de evidência sobre a eficácia da DLM, pois não é estatisticamente comprovada e parece não ser clinicamente benéfica (Gebruers et al., 2017).

Uma revisão sistemática demonstrou que a DLM pode fornecer benefícios adicionais na redução de volume para linfedema leve, porém no linfedema moderado a grave, a DLM pode não apresentar efeitos positivos quando combinada com a TFC (Thompson et al., 2021).

Os exercícios intensificam a ação das bandagens compressivas, impulsionando a linfa ao longo do membro para as áreas linfáticas mais sadias, gerando diminuição da sensação do peso do membro e promovendo bem-estar, portanto o ideal é sempre fazer exercícios com o membro enfaixado (Baiocchi, 2016).

O enfaixamento compressivo é feito por ataduras de curta extensibilidade em multicamadas, sendo que a pressão deve ser mantida constante. As Figuras 4-8 a 4-12 a seguir apresentam a sequência da realização do enfaixamento compressivo multicamadas.

O enfaixamento em multicamadas de curta extensibilidade faz com que o músculo, ao se contrair, provoque uma resistência contrária às faixas, aumentando a eficiência da drenagem linfática, ou seja, a pressão de trabalho. Quando o membro está parado, há uma pressão constante denominada de pressão de repouso. As fibras teciduais elásticas estão danificadas no membro com linfedema, portanto não oferecem resistência suficiente. A compressão externa compensa esta insuficiência elástica, melhorando a função das válvulas dos linfangions (Baiocchi, 2016).

Para se obter uma redução do volume do membro, é importante que o paciente realize exercícios linfomiocinéticos com o membro

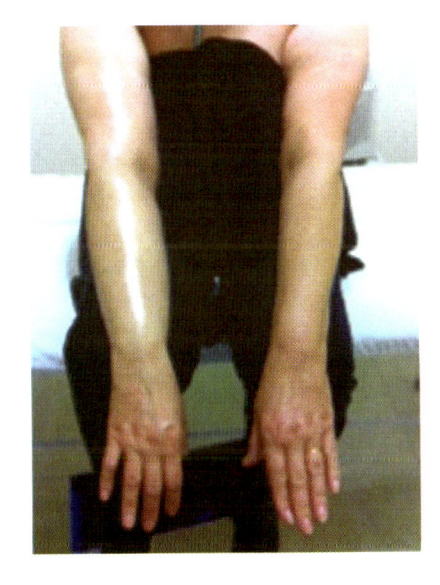

Fig. 4-8. Hidratação do membro.

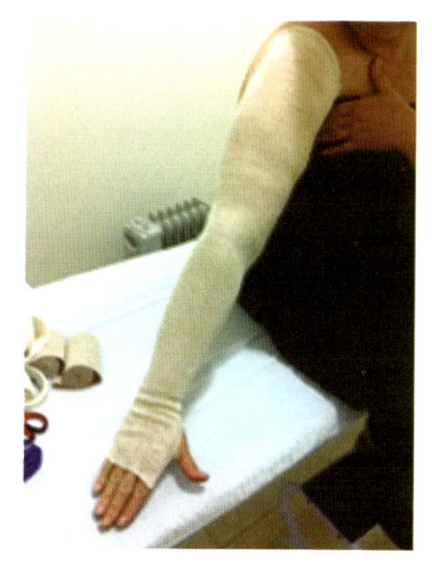

Fig. 4-9. Colocação da malha tubular.

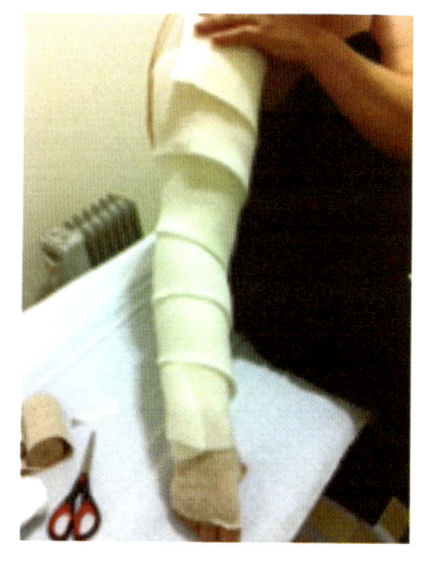

Fig. 4-10. Colocação da espuma.

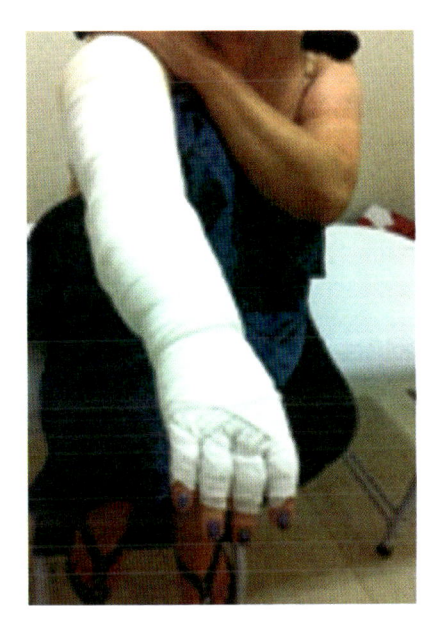

Fig. 4-11. Enfaixamento compressivo.

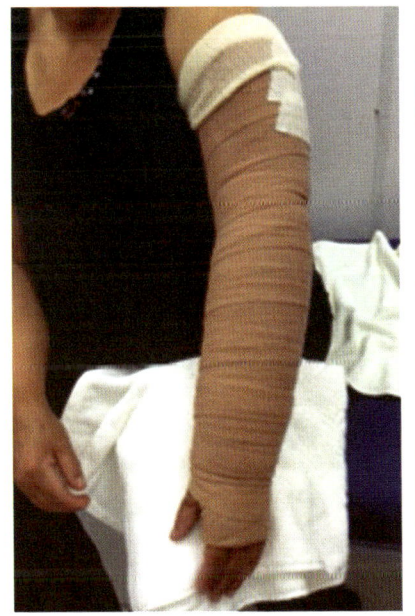

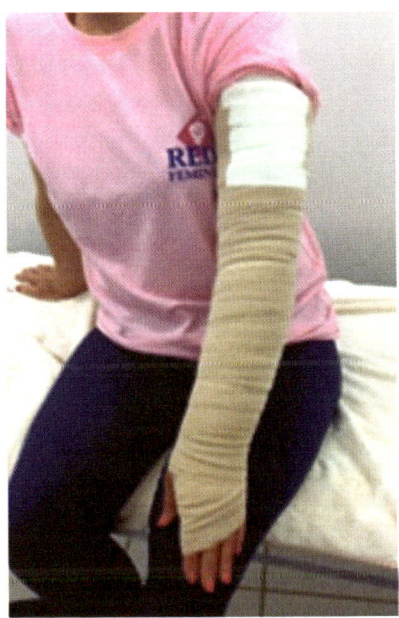

Fig. 4-12. Enfaixamento compressivo com diferentes ataduras.

enfaixado várias vezes ao dia. Os exercícios visam promover a contração muscular para impulsionar a linfa. Exemplos de exercícios:

1. Flexão e extensão de dedos.
2. Flexão e extensão dos punhos.
3. Rotação dos punhos no sentido horário e depois no anti-horário.
4. Pronação e supinação.
5. Flexão e extensão de cotovelo.
6. Flexão e extensão do ombro.
7. Em decúbito dorsal, elevar o membro e realizar movimentos circulares, 10 vezes no sentido horário e 10 vezes no anti-horário.

A Figura 4-13 apresenta imagem de antes e depois da TFC em paciente com linfedema de membro superior no pós-operatório de câncer de mama.

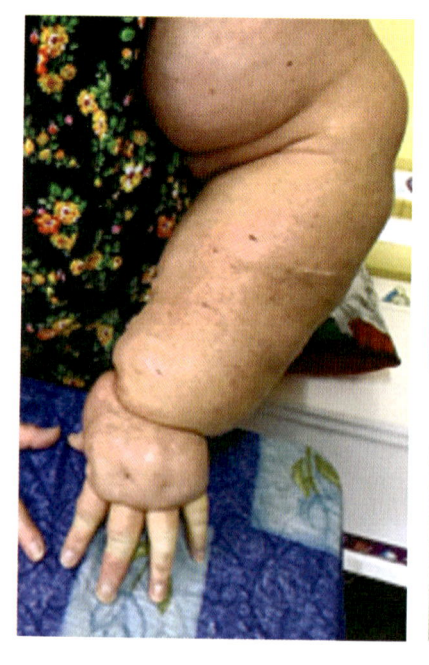

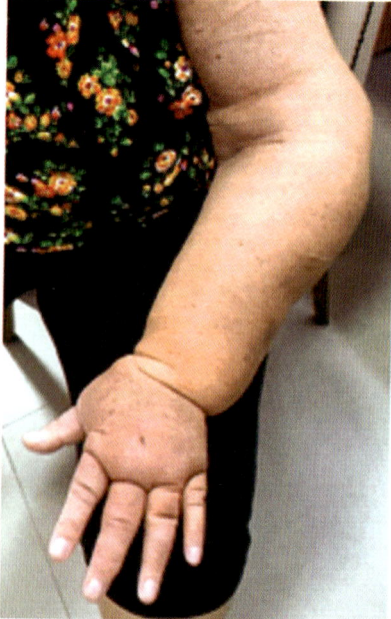

Fig. 4-13. Antes e após a TFC.

A maioria dos pacientes com linfedemas leves e moderados não apresenta limitação de amplitude articular significativa do ombro (Campanholi et al., 2009), a restrição de ADM ocorre principalmente em linfedemas severos, o que pode prejudicar a realização de determinados exercícios, necessitando realizar exercícios para ganho de amplitude e alongamentos.

Na fase de manutenção (Fig. 4-14) a paciente deve fazer uso da braçadeira elástica durante todo o dia, porém nunca dormir com a mesma. É importante continuar a realizar os exercícios linfomiocinéticos e cuidados com a pele nesta fase.

Por muitos anos, o exercício com carga foi contraindicado para paciente com linfedema, porém de uns anos para cá diversos estudos têm mostrado o benefício na diminuição dos sinais e sintomas, além de não ser um fator de risco para o desenvolvimento de linfedema (Simonavice, Kim e Panton, 2017). O ideal é que a carga seja prescrita com evolução de formas lenta e progressiva, a fim de não haver sobrecarga na musculatura envolvida (Schmitz, et al. 2009).

Um guia de boas práticas escrito por Gebruers *et al.* (2017) para tratamento do linfedema demonstrou os seguintes níveis de evidência do tratamento:

- Nível 2a: TFCD é eficaz na redução do volume do edema.

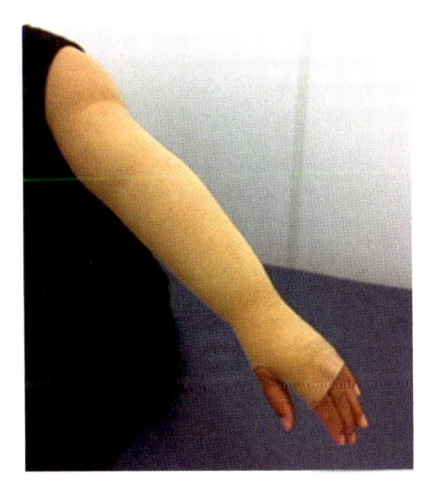

Fig. 4-14. Braçadeira elástica.

- Nível 2b: o uso de braçadeira, exercícios e cuidados com a pele auxiliam a manter a redução do volume.
  - roupas de compressão: devem ser substituídas pelo menos a cada 3 a 4 meses.
- Nível 2b: a baixa pressão de repouso e alta pressão de trabalho ajudam a garantir a eficácia e o conforto das bandagens.
  - após 2 horas de aplicação do enfaixamento, há diminuição de 30% da pressão inicial.
  - recomenda-se reaplicar as bandagens em momentos regulares durante o dia.
- Nível 2b: roupas de compressão (vestimentas) são úteis para a redução do volume.
- Nível 1b: programas de exercícios não supervisionados não têm eficácia.

A fotobiomodulação é utilizada no tratamento do linfedema após o câncer de mama há muito tempo. A Food and Drug Administration (FDA) aprovou seu uso, em 2006. A fotobiomodulação estimula a motricidade linfática, promove a linfangiogênese e evita a fibrose tecidual, o que facilita a remoção do excesso de fluido rico em proteínas. A fotobiomodulação também estimula as células macrofágicas e o sistema imunológico, o que diminui o risco de infecção (Wang et al., 2022). A fotobiomodulação associada à TFC é mais eficaz na redução do volume do membro superior do que a realização isolada da TFC, diminuindo significativamente o número de sintomas de linfedema com alívio dos sintomas de mobilidade prejudicada dos membros (Robijins et al., 2022).

Fibroblastos, osteoblastos, linfócitos e células lisas são todos alterados durante a terapia. Esses efeitos resultam de reações instantâneas que envolvem a absorção de comprimentos de onda de luz específicos. Os citocromos, a citocromo oxidase e as flavinas desidrogenases da cadeia respiratória mitocondrial absorvem os raios, causando alterações no estado da reação de redução-oxidação (REDOX) do citoplasma e das mitocôndrias, o que leva ao aumento dos níveis de trifosfato de adenosina (ATP). Após a síntese de ATP, um aumento na energia metabólica desencadeia um processo crítico subsequente para o reparo celular. Além disso, a sinalização intracelular e a ativação de citocinas permitem várias respostas, inclusive o desenvolvimento de novos vasos linfáticos, a liberação de fatores de crescimento e a regulação metabólica. Como resultado, a fotobiomodulação ajuda a melhorar o sistema imunológico, facilitando a drenagem do excesso de fluido rico em proteínas e aumentando a formação de macrófagos (Mahmood et al., 2022).

A Associação Mundial de Fotobiomoduação (World Association for Photobiomodulation Therapy – WALT) recomenda tratamentos com dispositivo transcutâneo de fotobiomodulação utilizando equipamentos de LED/*laser* de comprimento de onda visível ou infravermelho próximo (400-1.100 nm) de duas a três vezes por semana por pelo menos três a quatro semanas ou até que o benefício clínico seja evidente (Robijins et al., 2022). O comprimento de onda infravermelho próximo é amplamente utilizado nos estudos clínicos, com aplicação na área dos linfonodos axilares. O uso do comprimento de onda visível vermelho e azul parece ser promissor, mas ainda carece de estudos científicos.

Outro recurso que pode ser incluído no tratamento do linfedema é a terapia por ondas de choque extracorpórea (TOC) (Fig. 4-15). Existem vários mecanismos que podem explicar a sua indicação. A TOC promove o estiramento da pele e tensiona os filamentos de ancoragem, o que puxa as células linfáticas endoteliais, abrindo as suas junções. À medida que as junções se abrem, o fluido acumulado pode entrar no lúmen linfático e ser coletado, melhorando, assim, a drenagem linfática. Além disso, a TOC reduz a fibrose da pele e promove a linfangiogênese. Há uma regulação positiva de VEGF-C em pacientes tratados com TOC, também com elevação da expressão dos receptores. A TOC associada à TFC é mais eficaz na redução do volume do

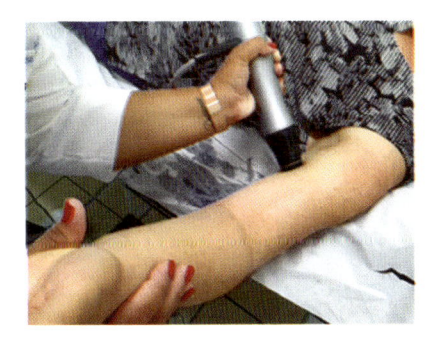

Fig. 4-15. Uso da TOC no linfedema secundário ao câncer de mama.

membro superior e da espessura da pele do que a realização isolada da TFC (Tsai et al., 2021).

A plataforma vibratória tem sido clinicamente utilizada, apesar da ausência de evidências científicas, para potencializar os efeitos dos exercícios que devem ser realizados após o enfaixamento compressivo, componentes da TFC. A plataforma vibratória é considerada uma modalidade de treinamento segura, fácil de executar e bem tolerada, que envolve movimento ativo mínimo por parte do participante, e pode ser especialmente útil como uma modalidade de reabilitação para pacientes idosos e/ou com dificuldade de mobilidade. Além do ganho de força e resistência muscular, a exposição do membro à plataforma vibratória, com frequência relativamente baixa (especialmente entre 20 Hz e 30 Hz) resulta em uma melhora consistente na circulação periférica (Mahbub et al., 2019).

Em relação ao uso de compressão pneumática, não há diferenças significativas na porcentagem de redução de volume e sintomas subjetivos (peso, dor ou parestesia) entre a TFC isolada e a TFC associada à pressoterapia.

A pressoterapia é utilizada como uma técnica complementar na fase de redução (intensiva) ou manutenção. A compressão pneumática intermitente é feita por uma luva associada a um aparelho que faz uma drenagem linfática mecânica. Isso ocorre devido ao enchimento e esvaziamento das câmaras de ar dentro da luva. Deve ser aplicada uma pressão com valores entre 30 e 40 mm Hg para o tratamento de linfedemas de membros superiores (Baiocchi, 2016).

O *taping* também pode ser utilizado em pacientes com linfedema (Fig. 4-16), porém ainda é uma técnica relativamente nova que necessita de mais estudos científicos. A pressão de líquido em excesso nos receptores sensoriais na pele causa dor, dormência e redução da sensibilidade. A remoção do fluido excessivo pela ação do *taping* leva à uma diminuição da pressão e melhora da capacidade dos receptores em se comunicar com o cérebro (Finnerty, 2010).

Martins *et al.* (2015) demonstraram uma boa segurança e tolerância na utilização do *taping* em 24 pacientes com linfedema de membro superior. Nenhuma paciente apresentou lesões cutâneas, e pouquíssimas tiveram descamação e vermelhidão da pele. Apesar de não notarem diferença do volume do membro após a intervenção, houve melhora na funcionalidade dos membros superiores, sendo que

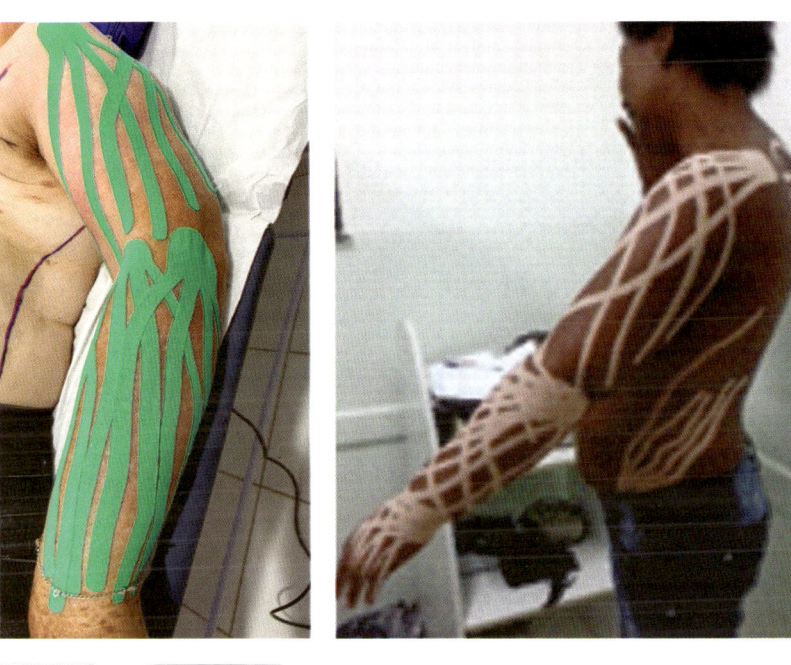

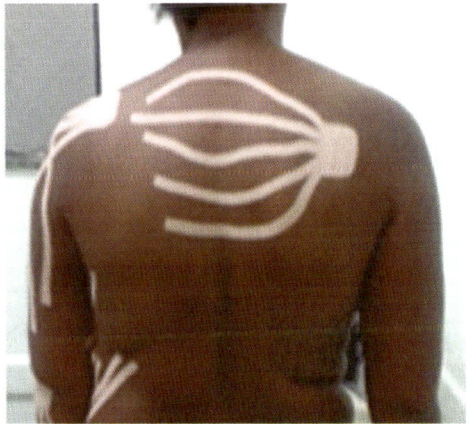

Fig. 4-16. *Taping* no linfedema de membro superior.

a maioria das pacientes relatou mais segurança para realização nas atividades diárias.

O uso de vestimentas ajustáveis com velcro ou ilhós (Fig. 4-17) é uma solução simples para realizar o autocuidado, pois com a vestimenta os pacientes podem reajustar a pressão a cada 2 horas (Damstra e

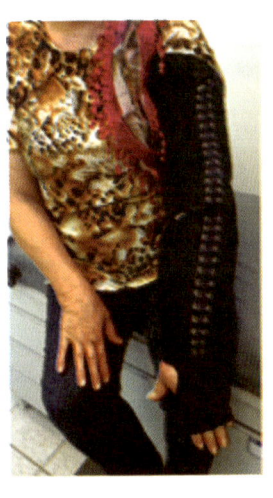

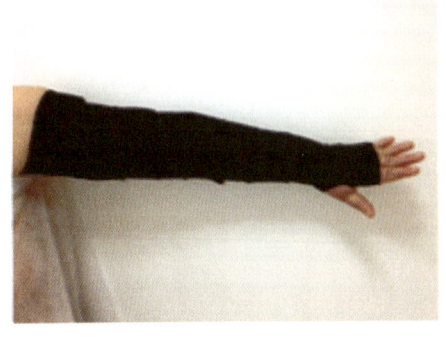

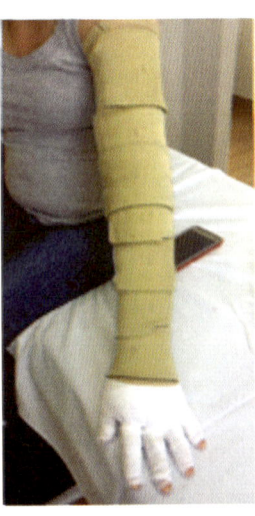

Fig. 4-17. Vestimentas para redução do volume do linfedema em ilhós e em velcro.

Partsch, 2013). A vestimenta é eficaz e bem tolerada, não só durante a terapia de manutenção, mas também na fase de tratamento descongestivo inicial (Mosti et al., 2015) principalmente para quem mora em outras cidades onde não há fisioterapeuta especialista ou pacientes que não têm disponibilidade de o realizarem tratamento diariamente (Campanholi *et al.*, 2017).

O tratamento do linfedema é complexo e necessita da total aderência do paciente em seguir todas as orientações e de um fisioterapeuta especialista que saiba aplicar as técnicas corretas para uma boa evolução. O paciente não deve retirar as bandagens antes do tempo prescrito, deve realizar os exercícios propostos, não faltar aos atendimentos, usar as luvas compressivas prescritas, manter o acompanhamento fisioterapêutico e seguir as orientações.

REFERÊNCIAS BIBLIOGRÁFICAS
Baiocchi, JMT. Fisioterapia em Oncologia. Curitiba: Appris, 2016.
Bevilacqua JLB, Bergmann A, Andrade, MF. Linfedema após o câncer de mama - da epidemiologia ao tratamento. Rev Bras Mastologia. 2008;18(4):171-178.
Camargo MC, Marx AG. Reabilitação Física no Câncer de Mama. São Paulo: Roca. 2000.
Campanholi LL, Duprat Neto JP, Fregnani JHTG. Analysis of physical therapy in patients who had radical lymphadenectomy for cutaneous melanoma. Applied Cancer Research. 2012;32(1):12-15.
Campanholi LL, Duprat Neto JP, Fregnani JHTG. Evaluation of inter-rater reliability of subjective and objective criteria for diagnosis of lymphedema in upper and lower limbs. J Vasc Bras. 2015;14(1):16-21.
Campanholi LL, Duprat Neto JP, Fregnani JHTG. Goniometric Analysis of Affected Joints in Axillary, Inguinal or Ilioinguinal Lymphadenectomies for the Treatment of Cutaneous Melanoma. Applied Cancer Research. 2009;29(4):162-166.
Campanholi LL, Lopes GC, Mansani FP, Bergmann A, Baiocchi JMT. The validity of an adjustable compression velcro wrap for the treatment of patients with upper limb lymphedema secondary to breast cancer: a pilot study. Mastology. 2017;27(3):206-12.
Damstra RJ, Partsch H. Prospective, randomized, controlled trial comparing the effectiveness of adjustable compression Velcro wraps versus inelastic multicomponent compression bandages in the initial

treatment of leg lymphedema. J Vasc Surg Venous Lymphat Disord. 2013;1(1):13-19.

Fabro EAN, Costa RM, Oliveira JF, Lou MBA, Torres DM, Ferreira FO, et al. Atenção fisioterapêutica no controle do linfedema secundário ao tratamento do câncer de mama: Rotina do Hospital do Câncer III/ Instituto Nacional de Câncer. Rev Bras Mastologia. 2016;26(1):4-8.

Finnerty S, Thomason S, Woods M. Audit of the use of kinesioly tape for breast oedema. Journal of Lymphoedema. 2010;5(1):38-44.

Gebruers N, Verbelen H, De Vrieze T, Vos L, Devoogdt N, Fias L, et al. Current and future perspectives on the evaluation, prevention and conservative management of breast cancer related lymphoedema: a best practice guideline. Eur J Obstet Gynecol Reprod Biol. 2017;216:245-53.

Kim M, Shin KH, Jung SY, Lee S, Kang HS, Lee ES et al. Identification of Prognostic Risk Factors for Transient and Persistent Lymphedema after Multimodal Treatment for Breast Cancer. Cancer Res Treat. 2016;48:1330-7.

Lanza M, Bergmann A, Ferreira MG, Aguiar SS, Dias RRA, Abrahão KS et al. Quality of Life and Volume Reduction in Women with Secondary Lymphoedema Related to Breast Cancer. International Journal of Breast Cancer. 2015;2015:586827.

Lawenda BD, Mondry TE, Johnstone PAS. Lymphedema: A primer on the identification and management of a chronic condition in oncology treatment. CA Cancer J Clin. 2009;59:8-24.

Lu SR, Hong RB, Chou W, Hsiao PC. Role of physiotherapy and patient education in lymphedema control following breast cancer surgery. Ther Clin Risk Manag. 2015 Feb 25;11:319-27.

Mahbub MH, Hiroshige K, Yamaguchi N, Hase R, Harada N, Tanabe T. A systematic review of studies investigating the effects of controlled whole-body vibration intervention on peripheral circulation. Clin Physiol Funct Imaging. 2019 Nov;39(6):363-77.

Mahmood D, Ahmad A, Sharif F, Arslan SA. Clinical application of low-level laser therapy (Photo-biomodulation therapy) in the management of breast cancer-related lymphedema: a systematic review. BMC Cancer. 2022;30;22(1):937.

Martins JC, Aguiar SS, Fabro EAN, Costa RM, Lemos TV, Sá VGG, et al. Safety and tolerability of Kinesio Taping in patients with arm lymphedema: medical device clinical study. Support Care Cancer. 2015;24(3):1119-1124.

Mosti G, Cavezzi A, Partsch H, Urso S, Campana F. Adjustable Velcro Compression Devices are More Effective than Inelastic

Bandages in Reducing Venous Edema in the Initial Treatment Phase: A Randomized Controlled Trial. Eur J Vasc Endovasc Surg. 2015;(50):368-374.

Robijns J, Nair RG, Lodewijckx J, Arany P, Barasch A, Bjordal JM, et al. Photobiomodulation therapy in management of cancer therapy-induced side effects: WALT position paper 2022. Front Oncol. 2022;30;12:927685.

Schmitz KH, Ahmed RL, Troxel A, Cheville A, Smith R, Lewis-Grant L, et al. Weight Lifting in Women with Breast-Cancer–Related Lymphedema. N Engl J Med. 2009;361:664-73.

Simonavice E, Kim J, Panton L. Effects of resistance exercise in women with or at risk for breast cancer-related lymphedema. Support Care Cancer. 2017;25(1):9-15.

Smith BG, Lewin JS. Lymphedema management in head and neck cancer. Curr Opin Otolaryngol Head Neck Surg. 2010;18(3):153-8.

Thompson B, Gaitatzis K, Janse de Jonge X, Blackwell R, Koelmeyer LA. Manual lymphatic drainage treatment for lymphedema: a systematic review of the literature. J Cancer Surviv. 2021;15(2):244-58.

Tsai YL, I TJ, Chuang YC, Cheng YY, Lee YC. Extracorporeal Shock Wave Therapy Combined with Complex Decongestive Therapy in Patients with Breast Cancer-Related Lymphedema: A Systemic Review and Meta-Analysis. J Clin Med. 2021;19;10(24):5970.

Vries M, Vonkeman WG, Ginkel RJ, Hoeskstra HJ. Morbidity after axillary sentinel lymph node biopsy in patients with cutaneous melanoma. Eur J Surg Oncol. 2005;31:778-83.

Wang Y, Ge Y, Xing W, Liu J, Wu J, Lin H, Lu Y. The effectiveness and safety of low-level laser therapy on breast cancer-related lymphedema: An overview and update of systematic reviews. Lasers Med Sci. 2022;37(3):1389-1413.

RECONSTRUÇÃO MAMÁRIA

CAPÍTULO 5

A mastectomia é responsável pela alteração da imagem corporal feminina, com consequente perda da sensualidade devido à sensação de mutilação. A reconstrução cirúrgica da mama é uma alternativa cada vez mais utilizada para suprir estes sentimentos negativos, originados pela doença e suas consequências, melhorando a autoestima e facilitando o vestuário e o convívio social, porém essas cirurgias podem apresentar complicações pós-operatórias (Saliba et al., 2013).

A reabilitação deve ser iniciada o mais precoce possível por um profissional especialista familiarizado com técnicas de reconstrução e possíveis complicações (Association of Breast Surgery at BASO, 2007).

A fisioterapia se faz presente na prevenção, redução e regressão das complicações cirúrgicas do câncer de mama. A atuação fisioterapêutica deve ter início na fase pré-operatória, com o intuito de conhecer as alterações preexistentes e identificar possíveis fatores de risco para complicações pós-operatórias. Na fase pós-cirúrgica, o objetivo é identificar sintomas álgicos, alterações linfáticas e de cicatrização (Netto et al., 2010).

A reconstrução mamária pode ser feita por retalhos miocutâneos pediculados, como o do músculo latíssimo do dorso ou o retalho transverso do músculo reto abdominal, além do uso de materiais aloplásticos, como expansores teciduais temporários ou definitivos e implantes de silicone (Claro Jr et al., 2013).

RECONSTRUÇÃO COM RETALHOS MIOCUTÂNEOS

A reconstrução com retalhos miocutâneos, como do músculo latíssimo do dorso e reto abdominal, é uma das opções mais utilizadas (D'Alessandro et al., 2015). Biomecanicamente, a ausência desses músculos requer que músculos vizinhos compensem a função dos músculos ausentes. Apesar de não serem observadas repercussões funcionais significativas, a presença de hiperlordose lombar (com consequente lombalgia, no caso da retirada do músculo reto abdominal) e a presença de escoliose (no caso da retirada do músculo latíssimo do dorso) são geralmente encontradas.

O músculo reto abdominal origina-se na crista e sínfise púbicas, inserindo-se nas cartilagens costais da quinta, sexta e sétima costelas e do processo xifoide do osso esterno. Tem a ação de flexionar a coluna vertebral aproximando o tórax e a pelve anteriormente (Kendall et al., 2007) (Fig. 5-1).

Ao avaliar a força e função da parede abdominal, pode-se observar que a musculatura apresenta-se com diminuição de força muscular pós-reconstrução mamária pelo músculo reto abdominal, entretanto essa diminuição de força não altera significativamente as atividades de vida diária, laborais e de lazer das pacientes. Isso porque esse déficit da biomecânica abdominal é, satisfatoriamente, suprido pelos músculos sinergistas oblíquos internos e externos (Fig. 5-2).

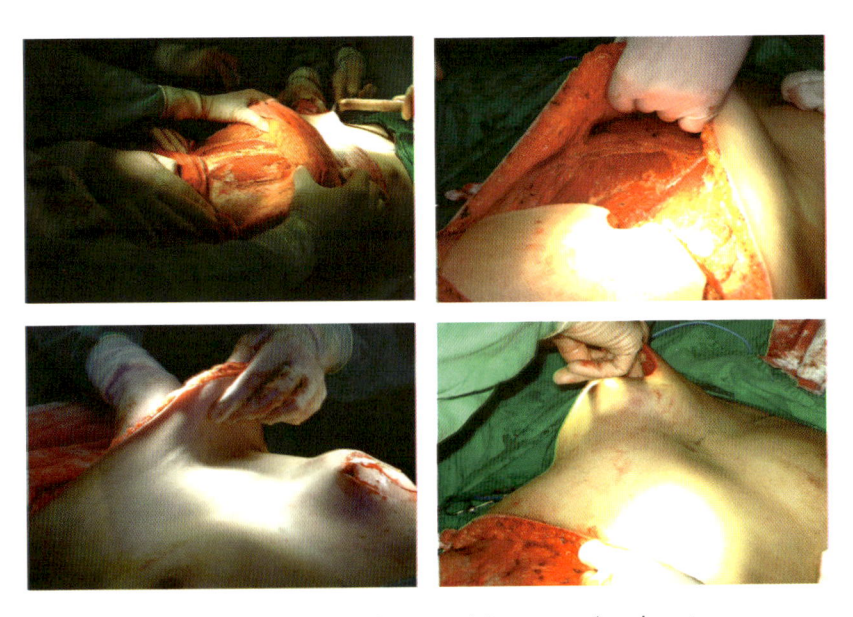

Fig. 5-1. Cirurgia de reconstrução mamária com músculo reto abdominal.

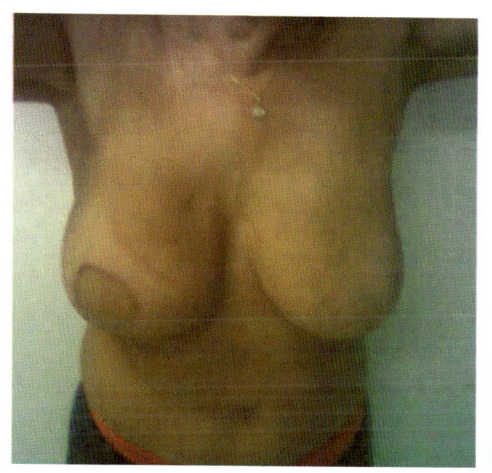

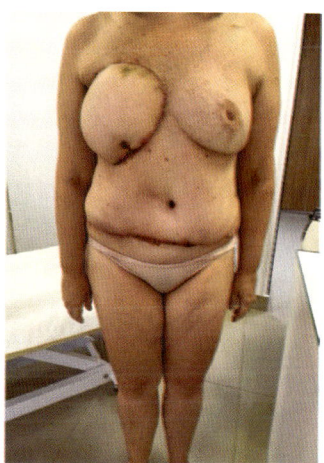

Fig. 5-2. Reconstrução mamária com retalho do músculo reto abdominal.

Em relação à reconstrução com a utilização do músculo latíssimo do dorso, deve-se levar em consideração a sua implicação na mobilidade da articulação do ombro (pela rotação medial e adução horizontal, e pela sua participação na biomecânica do tronco), flexão lateral para o mesmo lado, da hiperextensão do tronco bilateralmente, da rotação do tronco para o mesmo lado, da elevação da pelve para o mesmo lado, auxiliando na anteroversão da pelve. Atua também na realização de movimentos, como escalar, nadar, remar, golpear, andar com muletas ou alçar o corpo entre barras paralelas, nos quais os músculos atuam para levantar o corpo estando os braços fixados (Kendall et al., 2007) (Fig. 5-3).

O músculo latíssimo do dorso exerce, ainda, uma função importante para o movimento de rotação lateral do ombro. Portanto, após a transferência deste músculo, há déficits nos movimentos de extensão e adução do ombro. Estes déficits resultam em uma taxa mais rápida de fadiga durante as atividades físicas em que os braços são elevados sobre a cabeça. Porém, não são tão significativos, pois existem mais seis músculos do ombro que fazem as mesmas ações do latíssimo do dorso. São eles: peitoral maior, deltoide, redondo maior, redondo menor, coracobraquial e peitoral menor (Kendall et al., 2007). A transferência

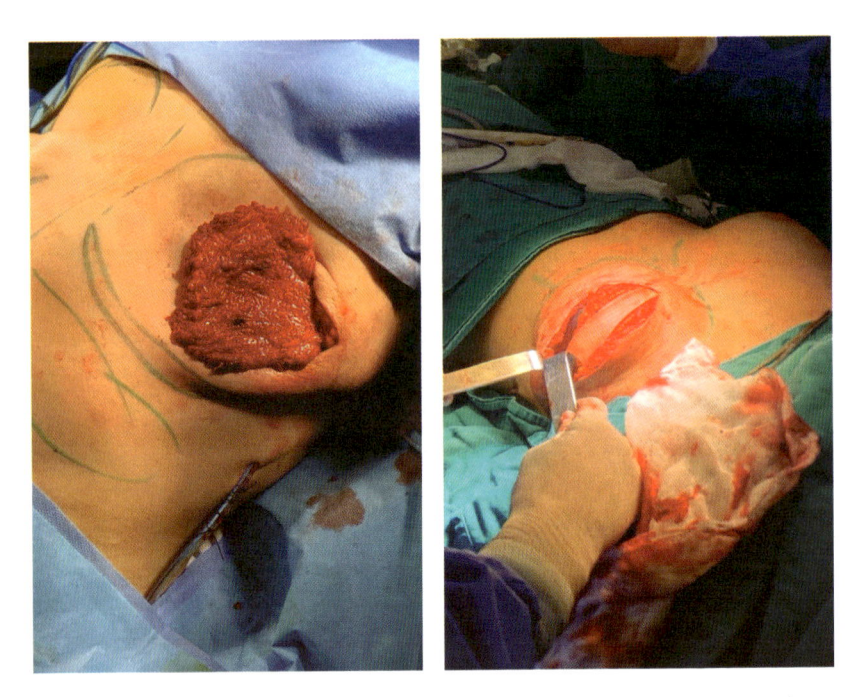

Fig. 5-3. Cirurgia de reconstrução mamária com músculo latíssimo do dorso.

desse músculo pode desencadear uma escoliose toracolombar progressiva, além de uma escoliose associada à hipercifose torácica e rotação vertebral (Fig. 5-4). Todavia, esse quadro de desestabilização da coluna toracolombar em longo prazo surge principalmente em pacientes com escoliose preexistente.

Exercícios e técnicas para correção postural devem ser realizados para minimizar as consequências da ausência muscular. A principal complicação relacionada à rotação do músculo latíssimo do dorso é o seroma na região dorsal.

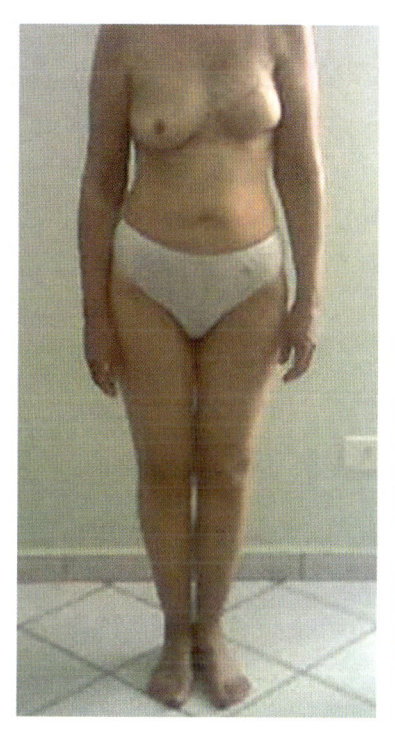

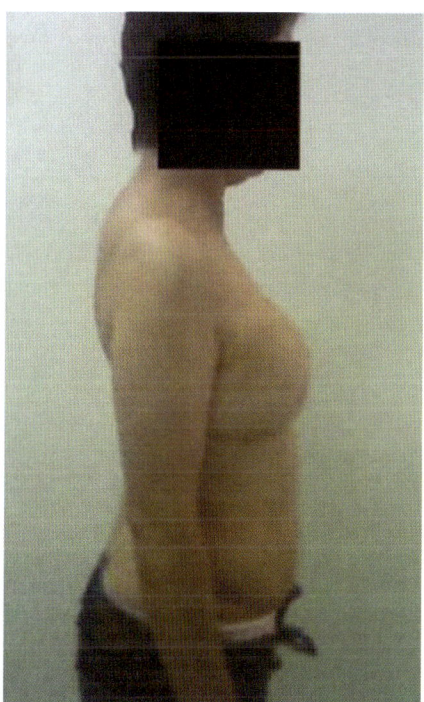

Fig. 5-4. Alteração postural após reconstrução mamária com retalho do músculo latíssimo do dorso.

RECONSTRUÇÃO COM PRÓTESES OU EXPANSORES

Pacientes que realizam reconstrução mamária imediata com prótese apresentam um impacto positivo em relação a uma postura corporal adequada, quando comparadas a pacientes que realizam mastectomia total sem reconstrução (Ciesla e Polom, 2010).

As próteses ou expansores são posicionados sob o músculo peitoral maior (Fig. 5-5), portanto, os movimentos que envolvem o uso ou alongamento do peitoral maior devem ser evitados nas primeiras 3 semanas: abdução e flexão acima de 90° ou extensão do ombro. A liberação do movimento do ombro acima de 90° dependerá da recuperação do paciente, devendo sempre aguardar a liberação do cirurgião responsável. O retorno às atividades normais deve ser gradual (Association of Breast Surgery at BASO, 2007).

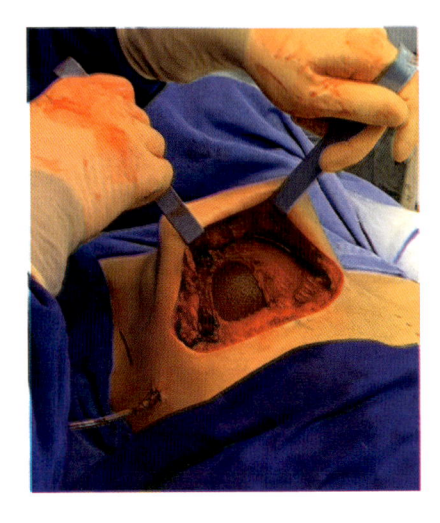

Fig. 5-5. Prótese mamária sob o músculo peitoral.

Os expansores são utilizados para pacientes que necessitam expandir pele e músculo para posteriormente passar por outro procedimento cirúrgico para colocação da prótese definitiva.

O uso de expansores pode apresentar complicações inerentes ao procedimento cirúrgico, como esvaziamento, deslocamento e extrusão, porém tais complicações fogem do alcance do fisioterapeuta, sendo que, na infecção, o atendimento fisioterapêutico é contraindicado. Nas reconstruções de mamas grandes, a atuação fisioterapêutica deve ter maior atenção e pode necessitar de procedimentos adicionais, pois estas pacientes têm mais chance de desenvolver complicações (Woo et al., 2016).

Uma das novas técnicas usadas para a reconstrução mamária tem sido a reconstrução pré-peitoral, pois vem apresentando inúmeros benefícios em pacientes selecionados. Quando comparada à técnica tradicional de implante subpeitoral, a reconstrução pré-peitoral oferece preservação do músculo peitoral maior em sua posição anatômica, resultando em redução da dor, de deformidades pela contração muscular e melhora na amplitude de movimento do membro superior. A reconstrução pré-peitoral traz benefícios – embora o implante fique mais próximo do retalho cutâneo da mastectomia – motivo pelo qual, algumas vezes, os cirurgiões utilizam as matrizes dérmicas, permitindo o controle preciso do envelope mamário e fornecendo suporte ao implante a longo prazo (Graziano et al., 2023).

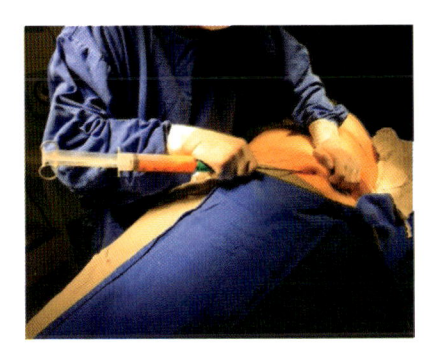

Fig. 5-6. Lipoenxertia.

Outra técnica bastante utilizada atualmente nas reconstruções mamárias é o enxerto autólogo de gordura ou *lipofilling* ou lipoenxertia para a correção de defeitos ou espessamento nos tecidos moles após cirurgias reconstrutivas ou conservadoras de câncer de mama (Picotti et al., 2021). O potencial regenerativo da *lipofilling* é atribuído às células-tronco derivadas dos adipócitos e, após preparo, são transferidas para a área com defeito na mama. A coleta de gordura ocorre através da lipoaspiração, após, a gordura é separada do sangue e restos celulares, e é centrifugada ou decantada, resultando em maior número de adipócitos e facilitando a sobrevivência do enxerto (Frasson et al., 2022) (Fig. 5-6).

COMPLICAÇÕES PÓS-OPERATÓRIAS

As principais complicações que ocorrem após cirurgias oncoplásticas são dor, edema, seroma, deiscência, aderência ou retração cicatricial, fibrose, restrição de ADM, alterações sensoriais na área operada (Del Bianco et al., 2008), necrose, contratura capsular, hematoma e infecção (Cosac et al., 2013). A atuação fisioterapêutica nas complicações pós-operatórias está apresentada no Capítulo 3. Neste capítulo serão tratadas especificamente das complicações relacionadas à reconstrução mamária.

A fibrose pode ocorrer na mama e na inserção do músculo peitoral maior, originada na hipoderme que leva à restrição de mobilidade no membro superior, devido a aderências cicatriciais da pele à fáscia profunda com aprisionamento de nervos e vasos sanguíneos e linfáticos, causando dor e consequente restrição de ADM (Wong et al., 2016). Na presença de fibrose (Fig. 5-7), o fluxo no interstício é prejudicado, impedindo a reabsorção da linfa, pois o colágeno afeta a regeneração

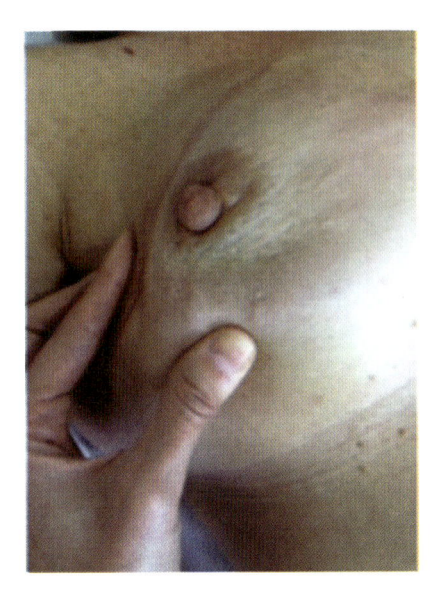

Fig. 5-7. Fibrose tecidual após reconstrução mamária com prótese.

dos vasos linfáticos, piorando o edema (Wiig et al., 2010). Portanto, ao se tratar a fibrose precocemente, melhora-se o fluxo linfático com consequente melhora do edema e da dor.

A técnica de compressão sobre a fibrose libera enzimas que degradam o tecido em excesso (aplicação de *taping* em "web" – Fig. 5-8), já as manobras de tensão e deslocamento de forma suave e breve (manobras em "S" e circulares sobre a fibrose) respeitam a resistência do tecido cicatricial para realinhar as fibras de colágeno e diminuir a secreção de TGF-β1 (citocina responsável pela formação de fibroses) (Wells, 2013).

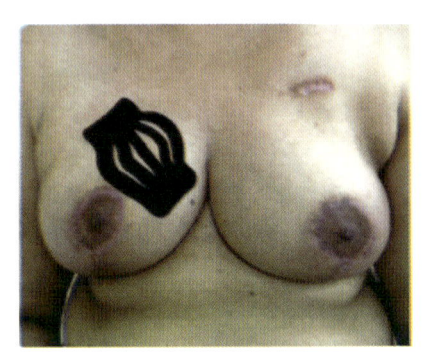

Fig. 5-8. Aplicação em "web" para fibrose em quadrantectomia oncoplástica da mama direita associada à simetrização da mama contralateral.

O uso do *taping* otimiza a habilidade do corpo em drenar o líquido linfático para linfonodos saudáveis influenciando o sistema linfático através da pele, músculos, circulação e sistema neurológico. Quando usada em cima de áreas de fibrose, as pequenas circunvoluções da bandagem aumentam o espaço entre a pele e o músculo, promovendo os fluxos sanguíneo e linfático. A ação muscular se dá por receptores sensoriais na pele, melhorando a contração muscular (Finnerty, 2010).

Apesar de bastante utilizado na prática clínica, o uso do *taping* linfático ainda necessita de mais estudos científicos. A pressão aplicada no *taping* deve ser pequena para não causar lesões na pele (*paper off* – sem tensão, ou tensão entre 15% a 25%).

A fibrose é tratada pelo alinhamento das fibras de colágeno na direção da força de estiramento, perpendicular à margem da ferida, diminuindo significativamente a tensão de fechamento da ferida resultante do alongamento da pele, evitando consequentemente a deiscência cicatricial (Melis et al.,2002).

A retração ou aderência cicatricial é tratada por manobras em "S" e circulares sobre a cicatriz, além da aplicação de taping linfático em "I" ou em "X". Quando a prótese fica alta, utilizam-se a mobilização e aplicação de *taping* em "U" invertido (Figs. 5-9 e 5-10).

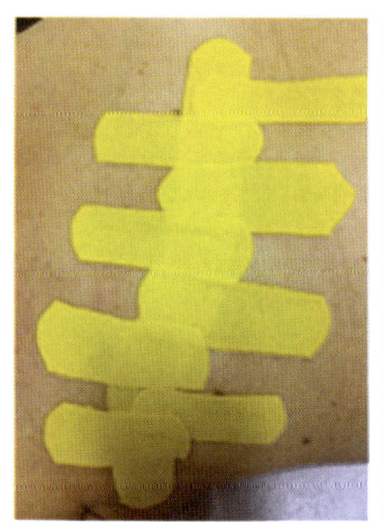

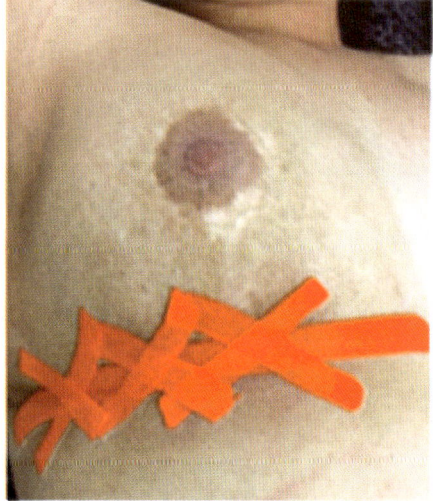

Fig. 5-9. Aplicação em "I" e em "X" para retração cicatricial.

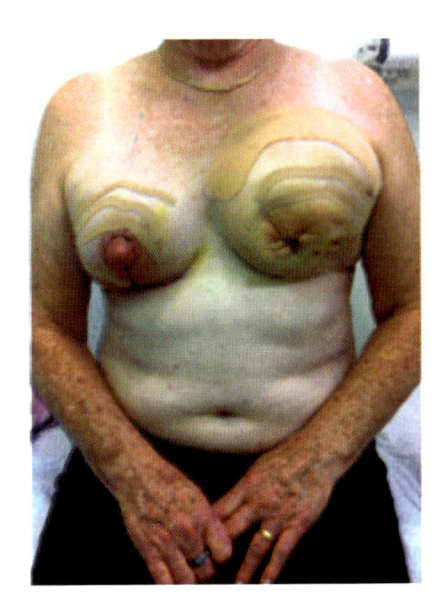

Fig. 5-10. Aplicação em "U" invertido para prótese alta associada à aplicação em fan para edema e hematoma.

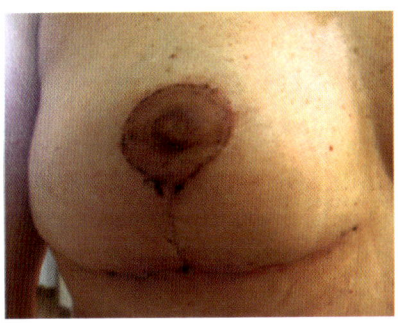

Fig. 5-11. Simetrização da mama contralateral através da cicatriz em T invertido.

Para um melhor resultado estético, pacientes submetidas à reconstrução de uma das mamas realizam também a simetrização da mama contralateral. Devido à tensão cicatricial da sutura em "T invertido", pode ocorrer deiscência na região do T ou no mamilo (Fig. 5-11), onde o uso do *taping* em "C" auxilia na redução da tensão das bordas da ferida, proporcionando uma cicatrização mais rápida.

Apesar de a mobilização manual da prótese ser amplamente utilizada, não há evidência científica da sua eficácia na prevenção de contratura capsular (Fig. 5-12), visto que esta complicação é relacionada aos biofilmes bacterianos, que especialmente após a reconstrução

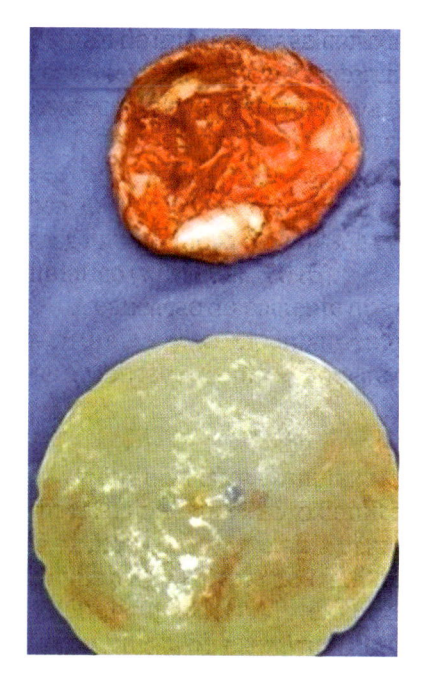

Fig. 5-12. Contratura capsular, onde houve necessidade de retirada da prótese.

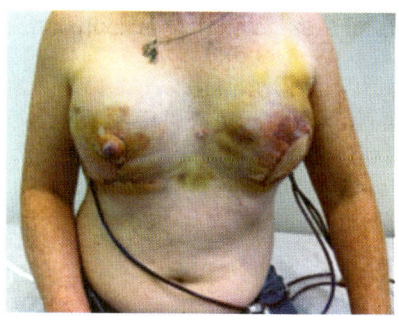

Fig. 5-13. Paciente com edema e equimose em pós-operatório recente. Notar que ainda está com os drenos. Reconstrução mamária esquerda com o músculo latíssimo do dorso e simetrização na mama direita.

com expansor apresentam maior risco de contaminação bacteriana devido aos repetidos procedimentos de enchimento do implante (Rieger et al., 2014). A mobilização da prótese tem benefício na melhora na alteração de sensibilidade, aceitação, conscientização da prótese e posicionamento adequado (em casos de prótese alta) devido ao estímulo mecânico produzido.

O edema pós-operatório (Fig. 5-13) também pode ser tratado com drenagem linfática manual e *taping* linfático (técnica "fan"). O *taping* é um excelente método, pois facilita a liberação miofascial e aumenta a reabsorção de tecidos subjacentes, melhorando a capacidade de drenagem linfática e da circulação sanguínea. Ao afastar a pele da fáscia muscular, facilita o fluxo sanguíneo e drenagem dos fluidos pelo sistema linfático. Deve ser aplicada baseado na anatomia do sistema linfático, movendo os fluidos das áreas de maior pressão para áreas de menor pressão (Finnerty, 2010).

O edema e a equimose locais (Figs. 5-14 e 5-15) também podem ser tratados por *taping* linfático.

A Figura 5-16 demonstra o uso do *taping* no intraoperatório de cirurgia de reconstrução mamária. A fisioterapia pode atuar no intraoperatório com bandagem elástica e fotobiomodulação, como descrito no Capítulo 1.

O seroma apresenta uma incidência de 5,4% nas reconstruções de mama e pode causar transtornos, como deiscência, necrose e drenagens espontâneas pela ferida operatória, angústia do paciente, aumento das visitas ao consultório, resultados estéticos indesejáveis,

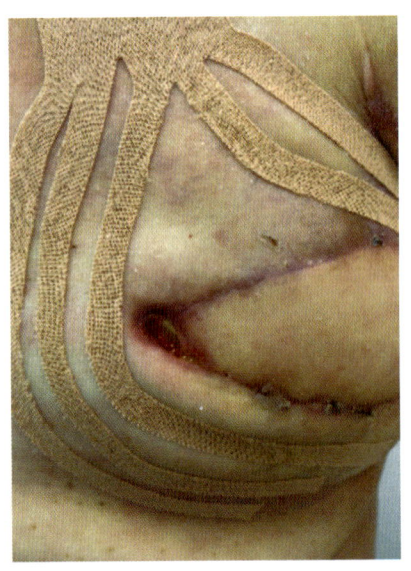

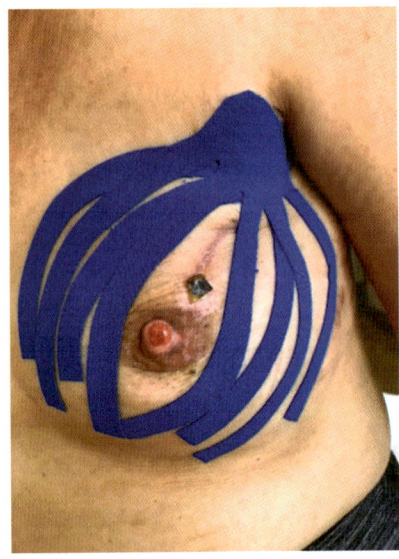

Fig. 5-14. *Taping* para edemas locais, além de promover a contenção da deiscência cicatricial.

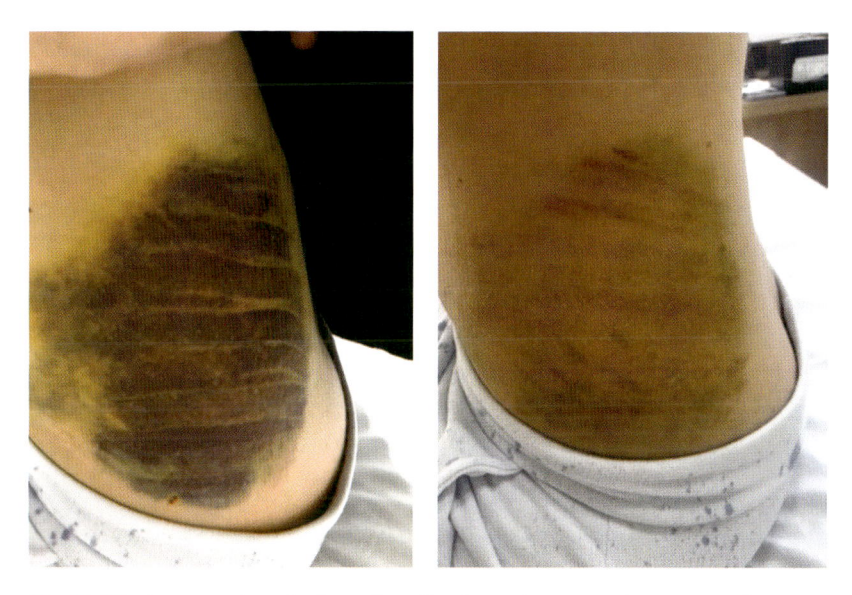

Fig. 5-15. Antes e depois da aplicação de *taping* para drenagem de hematoma no pós-operatório.

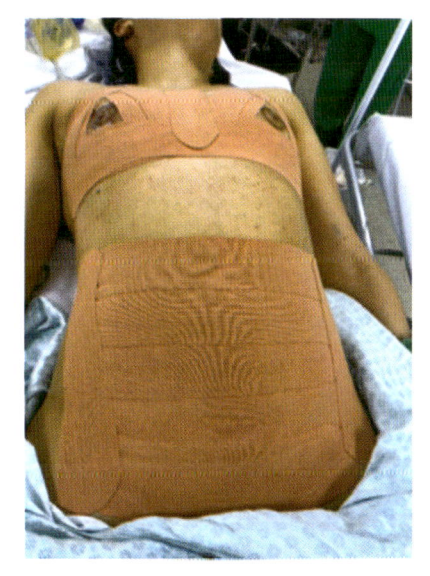

Fig. 5-16. Exemplo do uso do *taping* no centro cirúrgico em uma cirurgia de lipoaspiração de abdome para lipoenxertia.

podendo evoluir para infecção e perda da prótese (Jordan et al., 2016). A fisioterapia pode atuar no seroma como descrito no Capítulo 3.

A amplitude de movimento do ombro também precisa ser reabilitada no pós-operatório de reconstrução mamária. As restrições de movimento do ombro não produzem diferença significativa no volume de drenagem ou na duração da colocação do dreno ou no aparecimento de complicações cicatriciais, dessa forma, para evitar a morbidade do membro superior, recomenda-se a realização de exercício precoce em pacientes com mastectomia que se submetem à reconstrução imediata da mama (Joo et al., 2021).

Dessa forma, em casos de reconstrução mamária imediata com prótese ou com expansor, e em casos de realização de cirurgia oncoplástica com rotação de retalho para correção do defeito deixado pela retirada do tumor com o tecido mamário circunjacente, podendo ter reposicionamento ou não do complexo areolomamilar – os exercícios de membro superior devem ser limitados a 90 graus nos quinze primeiros dias de pós-operatório com evolução para a realização de exercícios sem nenhuma limitação de amplitude de movimento do ombro após este período (Rizzi et al., 2021; de Almeida Rizzi *et al.*, 2020).

REFERÊNCIAS BIBLIOGRÁFICAS

Association of Breast Surgery at BASO; Association of Breast Surgery at BAPRAS; Training Interface Group in Breast Surgery, Baildam A, Bishop H, Boland G, et al. Oncoplastic breast surgery - a guide to good practice. Eur J Surg Oncol. 2007;Suppl 1:S1-23.

Ciesla S, Polom K. The effect of immediate breast reconstruction with Becker-25 prosthesis on the preservation of proper body posture in patients after mastectomy. Eur J Surg Oncol. 2010;36(7):625-31.

Claro Junior F, Costa DV, Pinheiro DS, Pinto Neto AM. Complicações em reconstrução mamária total em pacientes mastectomizadas por câncer de mama: análise comparativa de longo prazo quanto a influência de técnica, tempo de cirurgia, momento da reconstrução e tratamento adjuvante. Rev Bras Cir Plast. 2013;28(1):85-91.

Cosac OM, Camara JPP, Cammarota MC, LaMartine JD, Daher JC, Borgatto MS, et al. Reconstrução mamária de resgate: a importância dos retalhos miocutâneos. Rev Bras Cir Plast. 2013;28(1):92-992.

D'Alessandro GS, Povedano A, Santos LKIL, Santos RA, Goés JCS. Reconstrução mamária imediata com retalho do músculo grande dorsal e implante de silicone. Rev Bras Cir Plast. 2015;30(2):163-71.

de Almeida Rizzi SKL, Haddad CAS, Giron PS, Figueira PVG, Estevão A, Elias S, et al. Early Free Range-of-Motion Upper Limb Exercises After Mastectomy and Immediate Implant-Based Reconstruction Are Safe and Beneficial: A Randomized Trial. Ann Surg Oncol. 2020 Nov;27(12):4750-9.

Del Bianco P, Zavagno GB, Burelli PC, Scalco GD, Barutta LE, Carraro PF, et al. Morbidity comparison of sentinel lymph node biopsy versus conventional axillary lymph node dissection for breast cancer patients: Results of the sentinella e GIVOM Italian randomised clinical Trial. EJSO. 2008;34:508-13.

Finnerty S, Thomason S, Woods M. Audit of the use of kinesioly tape for breast oedema. Journal of Lymphoedema. 2010;5(1):38-44.

Frasson A, Novita G, Milen E, Zerwes F, Pimentel F, Brenelli F, et al. Doenças da Mama: guia de bolso baseado em evidências. 3. ed. Rio de Janeiro: Atheneu. 2022.

Graziano FD, Lu J, Sbitany H. Prepectoral Breast Reconstruction. Clin Plast Surg. 2023 Apr;50(2):235-42.

Joo OY, Moon SJ, Lee DW, Lew DH, Lee WJ, Song SY. The effect of early arm exercise on drainage volume after total mastectomy and tissue expander insertion in breast cancer patients: a prospective study. Arch Plast Surg. 2021 Nov;48(6):583-9.

Jordan SW, Khavanin N, Kim JYS. Seroma in Prosthetic Breast Reconstruction. Plast Reconstr Surg. 2016 Apr;137(4):1104-16.

Kendall FP, Kendall EM, Provance PG. Músculos Provas e Funções. Manole. 2007.

Melis P, Noorlander, ML, van der Horst, CMAM, van Noorden, CJF. Rapid alignment of collagen fibers in the dermis of undermined and not undermined skin stretched with a skin-stretching device. Plast Reconstr Surg. 2002;109(2):674-80.

Netto CM, Zanon DMT, Colodete RO. Terapia manual em mastectomizadas: uma revisão bibliográfica. Perspectivas online. 2010; 4(15): 123-35.

Piccotti F, Rybinska I, Scoccia E, Morasso C, Ricciardi A, Signati L, et al. Lipofilling in Breast Oncological Surgery: A Safe Opportunity or Risk for Cancer Recurrence? Int J Mol Sci. 2021 Apr 3;22(7):3737.

Rieger UM, Raschke GF, Frei R, Djedovic G, Pierer G, Trampuz A. Role of bacterial biofilms in patients after reconstructive and aesthetic breast implant surgery. J Long Term Eff Med Implants. 2014;24(2-3):131-8.

Rizzi SKLA, Haddad CAS, Giron PS, Figueira PVG, Estevão A, Elias S, et al. Exercise Protocol with Limited Shoulder Range of Motion for 15 or 30 Days After Conservative Surgery for Breast Cancer with Oncoplastic Technique: A Randomized Clinical Trial. Am J Clin Oncol. 2021 Jun 1;44(6):283-90.

Saliba GAM, Carvalho EES, Silva AF, Alves JCRR, Tavares MV, Coelho SMCCMS. Reconstrução mamária: análise de novas tendências e suas complicações maiores. Rev Bras Cir Plast. 2013;28(4):619-26.

Wells RG. Tissue mechanics and fibrosis. Biochim Biophys Acta. 2013;1832(7):884-90.

Wiig H, Keskin D, Kalluri R. Interaction between the extracellular matrix and lymphatics: consequences for lymphangiogenesis and lymphatic function. Matrix Biol. 2010;29(8):645-56.

Wong R, Geyers S, Weningers W, Guimberteau JC, Wong JK. The dynamic anatomy and pattening of skin. Experimental Dermatology. 2016;25:92-8.

Woo KJ, Paik JM, Mun GH, Pyon JK, Bang SI. Risk Factors for Complications in Immediate Expander-Implant Breast Reconstruction for Non-obese Patients: Impact of Breast Size on Complications. Aesthetic Plast Surg. 2016;40(1):71-8.

ATIVIDADE FÍSICA NO CÂNCER DE MAMA

CAPÍTULO 6

O exercício físico é uma forma planejada, estruturada e repetitiva de atividade, que visa beneficiar o corpo. A realização de exercícios físicos terapêuticos tem crescido e é de suma importância durante e após o tratamento do câncer de mama, contribuindo potencialmente para melhora da sobrevida, com uma redução da mortalidade específica da doença e da mortalidade geral em 40% e 42%, respectivamente, mulheres que participam do nível mais alto de atividade física recreativa em comparação a mulheres que participam do nível mais baixo. A prescrição de exercícios deve ser realizada de forma individual a cada participante, em função dos eventos adversos relacionados ao tratamento, com o objetivo de melhorar a função física, a força muscular e a saúde cardiovascular (Jones et al., 2020).

Apesar de os profissionais de saúde e pacientes estarem mais bem informados sobre a importância do exercício após o câncer de mama, estima-se que apenas 10% a 15% das sobreviventes atendam às recomendações de praticar pelo menos 150 minutos de atividade física de intensidade moderada ou 75 minutos de atividade física de intensidade vigorosa por semana (Jones et al., 2020).

Várias vias biológicas foram propostas para reduzir o risco de câncer de mama, que também se podem aplicar às sobreviventes do câncer de mama. Essas vias incluem a redução da exposição a estrogênio e androgênios, insulina e fatores relacionados à insulina, adipocinas e redução da inflamação. A atividade física pode afetar essas vias direta ou indiretamente por seu efeito na redução do peso corporal (Spei et al., 2019).

O exercício pode ser um método não farmacológico eficaz para atenuar os efeitos prejudiciais do tratamento de câncer de mama sobre a saúde cardiovascular, reduzindo a morbidade e a mortalidade. O treinamento com exercícios também pode melhorar a função endotelial vascular e a capacidade cardiorrespiratória em sobreviventes de câncer de mama. Outros efeitos benéficos da atividade física em pacientes com câncer de mama são a melhora da função e do condicionamento físico, da força muscular e da qualidade de vida, a redução do risco de recidiva do câncer de mama, redução da depressão, da fadiga oncológica e da dor, bem como diminuição das queixas psicológicas (Spei et al., 2019).

Considerando os benefícios da atividade física, é possível a sua indicação para reduzir os eventos adversos resultantes do tratamento do câncer de mama, uma vez que os aspectos físicos e psicológicos sejam severamente afetados durante todo o processo e possam ser minimizados e/ou prevenidos pela prática regular de exercícios físicos.

O nível de atividade física deve atender às diretrizes do American College of Sports Medicine, sendo maior ou igual a 150 minutos por semana de exercícios moderados ou maior ou igual a 75 minutos por semana de exercícios vigorosos (Pajares et al., 2022). Sabe-se que uma prescrição de exercícios padronizada e amplamente homogênea que adote uma abordagem convencional é segura, eficaz e, portanto, suficiente, mas gera em uma percepção limitada da necessidade de elucidar a dose ideal, o sequenciamento ou a combinação de diferentes esforços de treinamento para alterar especificamente um ponto final fisiológico desejado na população oncológica. A realização de exercícios físicos deve ser individualizada, dosada com precisão e programada para minimizar lesões e otimizar o desempenho funcional, seguindo os princípios adiante (Sasso et al., 2015) (Fig. 6-1).

A mielossupressão é um evento adverso comum associado a quase todos os agentes quimioterápicos e imunossupressores, principalmente os corticosteroides, e, portanto, apresenta implicações significativas para a realização do exercício físico. O comprometimento hematológico pode resultar em citopenias que aumentam o risco de infecção, comprometem a função metabólica e alteram as respostas fisiológicas ao exercício em circunstâncias graves (Maltser *et al.*, 2017).

A anemia é uma complicação frequente do tratamento oncológico. O agravamento da anemia reduz a tolerância e a resistência ao exercício, levando a sintomas de fadiga, tontura e instabilidade hemodinâmica. Deve-se ter cautela ao prescrever exercícios aeróbicos resistidos progressivos e de intensidade moderada à alta em indivíduos com anemia grave (hemoglobina ≤ 8 g/dL). Exercícios de baixa intensidade

Prescrição de exercícios

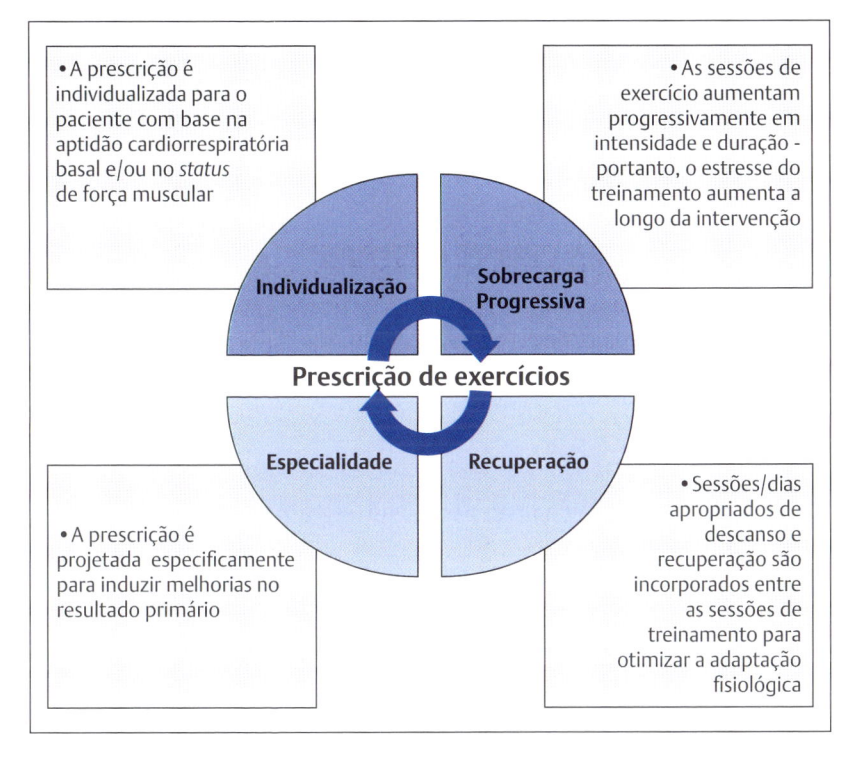

Individualização
- A prescrição é individualizada para o paciente com base na aptidão cardiorrespiratória basal e/ou no *status* de força muscular

Sobrecarga Progressiva
- As sessões de exercício aumentam progressivamente em intensidade e duração - portanto, o estresse do treinamento aumenta a longo da intervenção

Especialidade
- A prescrição é projetada especificamente para induzir melhorias no resultado primário

Recuperação
- Sessões/dias apropriados de descanso e recuperação são incorporados entre as sessões de treinamento para otimizar a adaptação fisiológica

Fig. 6-1. Prescrição de exercícios.

podem ser benéficos para promover melhorias nas contagens sanguíneas (Maltser et al., 2017).

A trombocitopenia também pode ocorrer e afetar a contagem de glóbulos vermelhos. Indivíduos com contagens de plaquetas abaixo de 20.000 células k/uL correm um risco maior de hemorragia espontânea, e geralmente a atividade física é restrita à caminhada e às atividades de vida diária. Indivíduos com contagens de plaquetas acima de 20.000 células k/uL podem fazer exercícios leves com monitoramento rigoroso dos sintomas. Em geral, isso inclui a manutenção da pressão arterial abaixo de 170/100 mm Hg e a triagem do paciente em busca de sintomas de sangramento, incluindo hematomas e sangramento ao redor das gengivas. Aqueles com contagens de plaquetas acima de

30.000 células k/uL podem fazer exercícios moderados e exercícios leves de resistência dentro da tolerância (Maltser et al., 2017).

A neutropenia induzida por quimioterapia (contagem absoluta de neutrófilos inferior a 500 mc/L) geralmente ocorre de 3 a 7 dias após a administração do quimioterápico. A neutropenia predispõe os pacientes à infecção. Os sinais e sintomas típicos de infecção geralmente estão ausentes na neutropenia, e a febre continua sendo o sinal mais precoce de infecção oculta. Não há evidências de que a prática de exercícios físicos seja contraindicada, mas deve-se dar atenção especial aos indivíduos que apresentem eventos adversos, como fadiga, mal-estar, tontura ou letargia, e a realização dos exercícios deve ser autolimitada com base nas preferências do paciente (Maltser et al., 2017).

Exercícios Físicos no Câncer de Mama Metastático

A segurança, a viabilidade e o benefício da realização de exercícios físicos são robustos em pacientes com câncer de mama avançado. No entanto, muitas mulheres sofrem eventos adversos significativos de tratamentos sistêmicos e sintomas da doença nesse período, dificultando e impedindo programas de atividade física, com consequente diminuição da sua capacidade funcional (Pajares et al., 2022).

O exercício físico é uma intervenção eficaz que deve ser recomendada no tratamento do câncer avançado para melhorar o condicionamento físico, a qualidade de vida, diminuir a fadiga, a composição corporal, a função psicossocial e a qualidade do sono (Heywood et al., 2018).

Os exercícios devem ter como objetivo a promoção de adaptações neuromusculares e cardiovasculares, levando em conta os princípios de treinamento e as recomendações/limitações em função do tratamento. A prescrição da atividade, da intensidade e do tempo deve ser individualizada com base em avaliações da capacidade cardiorrespiratória, força e resistência muscular, e necessidades do paciente (Pajares et al., 2022).

Uma proposta de intervenção deve incluir inicialmente o treinamento de força com exercícios ativos com peso livre dos principais grupos musculares. O treinamento aeróbico pode ser iniciado em uma esteira ou bicicleta ergométrica, mas pode ser feito ao ar livre sob supervisão. Exercícios de aquecimento e resfriamento e alongamentos devem ser incluídos.

O treinamento aeróbico deve ser principalmente indicado para pacientes que não atinjam os níveis aeróbicos adequados. A intensidade cardiovascular deve ser estabelecida com base no teste submáximo baseado na frequência cardíaca e na percepção de esforço de Borg com a escala de Borg (0-10) (Pajares et al., 2022).

O treinamento de força e resistência muscular deve ser priorizado em pacientes com déficit da capacidade funcional. O nível de atividade física e o *status* funcional devem sempre ser complementados pelas necessidades dos pacientes. No caso de metástase óssea, adaptações devem ser feitas sempre que houver aumento dos sintomas durante a realização dos exercícios e em pacientes com níveis mais baixos de função, o programa de exercícios físicos deve começar com a realização de exercícios isométricos (Pajares et al., 2022).

Muitos pacientes oncológicos encontram-se hospitalizados ou restritos ao leito ou mesmo com restrições funcionais pelas complicações em decorrência da doença ou do tratamento e estão impossibilitados de realizar exercícios, por contraindicações, por complicações ou por alguma morbidade. Cerca de 35% dos pacientes têm algum sintoma após o término do tratamento oncológico que afetam direta e negativamente a possibilidade de realização de exercícios físicos simples, como a caminhada. Dessa forma, alternativas são necessárias na tentativa de alcançar bons resultados para acelerar a prática de exercício físico. A estimulação elétrica neuromuscular (EENM) é um recurso seguro com o objetivo de acelerar o processo de reabilitação, para que a paciente retorne a realizar exercícios de maneira voluntária. É uma forma alternativa de realização dos exercícios, que produz contração e relaxamento muscular equivalente a 20%-50% da contração voluntária máxima, com capacidade de melhorar a força muscular entre 10% e 40% (Rezende e Lenzi, 2020).

Pilates no Câncer de Mama

O método Pilates foi desenvolvido por Joseph Hubertus Pilates que criou mais de 500 exercícios diferenciados que em comum fortalecem e alongam toda musculatura do corpo, melhoram a flexibilidade e a coordenação e proporcionam relaxamento, conscientização corporal sem contar o constante trabalho respiratório e a correção da postura (Gallagher e Kryznowska, 1999).

Joseph H. Pilates teve sua infância marcada por uma saúde frágil, por este motivo, ainda jovem estudou a anatomia humana e fisiologia. Aos 32 anos mudou-se para a Inglaterra e trabalhou como artista de circo, lutador de boxe e treinador de autodefesa de detetives ingleses (Pilates, 2010). Um tempo depois se mudou para os Estados Unidos onde montou seu primeiro estúdio de Pilates em um prédio em que havia também uma escola de balé, iniciando seu trabalho com bailarinos. O reconhecimento internacional do Método Pilates foi obtido, na década de 1980, e seu reconhecimento no campo da reabilitação, na década de 1990 (Silva e Mannrich, 2009).

Os exercícios que compõem o Método têm ênfase no "Power house" ou Centro de força, que é composto pelos músculos abdominais, glúteos e paravertebrais e multífidos, que são responsáveis pela estabilização estática e dinâmica do corpo humano. Na realização dos exercícios, a expiração é associada à contração do diafragma, do transverso abdominal, do multífido e dos músculos do assoalho pélvico (Pilates, 2010). O Método Pilates configura-se pelo controle consciente dos movimentos, chamado inicialmente de Contrologia, que se baseia em teorias orientais de corpo-mente-espírito interação combinada com teorias ocidentais de biomecânica e aprendizado motor (Anderson e Spector, 2000; Muscolino e Cipriani, 2004).

O Método Pilates é a fusão da abordagem oriental e ocidental. Através das técnicas orientais que visam ao relaxamento, respiração, concentração, controle e flexibilidade somados à técnica ocidental visando à ênfase no movimento com força. Surgiu então a essência dos princípios do Método Pilates (Pilates, 2000). A execução de qualquer movimento tem início na ativação do centro de força, que, através da respiração e concentração, somado ao controle, a precisão e fluidez, realiza o exercício com perfeição, são estes os princípios do método (Craic, 2005; Dillman, 2004). Segue adiante os princípios detalhados do método Pilates (Craic, 2005; Dillman, 2004):

- *Concentração:* desenvolve maior consciência do espaço que você ocupa e o que você está fazendo com cada parte do seu corpo. A concentração em cada movimento do seu corpo evita que os exercícios sejam realizados de formas automatizada e repetitiva.
- *Respiração:* a respiração é o grande diferencial para se obter um resultado profundo com os exercícios do Pilates. A respiração eficiente

está diretamente ligada à saúde, ela estimula as células, aumenta a oxigenação do sangue, elimina os gases nocivos e, junto com os exercícios, ajuda a relaxar os músculos, diminuindo o nível de tensão, ajudando no controle dos movimentos. Na inspiração você leva o ar para a parte lateral da sua caixa torácica; na expiração você ativa o transverso abdominal, usando a imagem do umbigo colado a sua coluna. Essa contração deverá ser mantida durante todos os exercícios, ajudando na estabilização das regiões lombar e pélvica. Respire o mais profundo e consciente possível. A respiração está ligada à concentração.

- *Centro de Força:* é formado pelo abdome, região lombar e as nádegas. São responsáveis pela sustentação dos órgãos internos, da coluna e pela postura. O ponto focal do Método Pilates é o centro de força. O centro de força ou músculos da região central também definido como estabilizadores. A estabilidade da coluna lombar depende de os músculos profundos centrais serem fortes e trabalharem juntos para transformar o abdome e a coluna em cilindro rígido. Para iniciar qualquer exercício, deve ser ativado o centro de força para a estabilização do tronco. O fortalecimento é uma consequência natural no método. Os exercícios devem ser feitos com postura correta para que possa restaurar seu equilíbrio muscular, devolvendo, ao corpo, maior mobilidade e um funcionamento saudável. O método restabelece as curvaturas fisiológicas da coluna, acionando o centro de força. A respiração e a concentração estão diretamente ligadas com a ativação do centro de força.
- *Controle ou coordenação:* o controle é fundamental para a eficiência, eficácia e a segurança na execução dos exercícios.
- *Precisao:* o controle está diretamente ligado à precisão. E é a perfeita comunicação entre a mente e o corpo. É a mente com total controle sobre o corpo e os dois trabalhando simultaneamente. A mesma define a perfeição do movimento. Para isso é necessário que o centro de força esteja acionado, que o praticante esteja concentrado e com total controle do corpo. A execução de movimentos precisos inicia com um bom alinhamento corporal e posicionamento postural. Dessa forma, os músculos corretos estão sendo ativados, e o desenvolvimento da musculatura e do corpo, em geral, estão equilibrados.

- **Fluidez:** fluidez, harmonia e beleza: esta tríade define o que devemos buscar ao executar os movimentos durante a prática do Método Pilates.

O método Pilates apresenta muitas variações de exercícios e pode ser uma ferramenta eficaz para o fisioterapeuta na reabilitação, apresentando benefícios variados, quando aplicado de acordo com seus princípios, e com poucas contraindicações. A maioria das contraindicações não impede a aplicação do método, apenas exige alguns cuidados, enfatizando que o método seja individualizado (Comunello, 2011).

Existem duas formas fundamentais para o Método Pilates – o treinamento no solo (Mat pilates) e com aparelhos (Stanmore, 2008):

- *Treinamento no solo:* envolve uma série de exercícios realizados em diversas posições. Os exercícios no solo são mais difíceis que nos aparelhos, pois coordenam força e controle postural e envolvem o treinamento dos músculos do corpo todo sem auxílio.

- *Treinamento com aparelhos:* são exercícios que envolvem o uso de equipamentos especializados que agem contra a resistência do corpo, além da resistência oferecida pelas molas, que podem ser ajustadas para diferentes tensões, além de um sistema de roldanas oferece mais opções e facilita exercícios.

Os aparelhos são:

a) *Reformer:* o primeiro equipamento construído por Pilates. Caracteriza-se por ser em forma de cama e é composto por um carrinho deslizante e cinco molas, uma barra alta e baixa podem ser utilizadas em dois níveis de alavanca, cordas que são utilizadas com alças nos pés ou nas mãos.
b) *Cadeira* (Step Chair): é um aparelho em forma de cadeira com molas de mesma intensidade, possui pedais separados para proporcionar trabalho assimétrico simultâneo.
c) *Cadillac:* possui duas barras de ferro fixas a um colchão, barra de trapézio, dois pares de alça de tornozelo e coxa ajustável, duas barras móveis – uma vertical e outra horizontal, e é utilizado para os exercícios aéreos.
d) *Barrel:* É um aparelho de degraus dispostos como em um espaldar com uma meia-lua fixa à frente.

A praticante controla os equipamentos executando os exercícios e assim fortalece e alonga os músculos, evoluindo de acordo com a capacidade individual. Durante os exercícios, as molas dos aparelhos, as cordas, os elásticos e os acessórios proporcionam assistência e resistência aos movimentos. Os aparelhos facilitam e reeducam o movimento, assim os praticantes sempre devem começar utilizando os aparelhos, uma vez que de início as praticantes ainda não tenham controle corporal para estabilizar a coluna e outros seguimentos corporais.

Através do Pilates a paciente poderá conhecer e aprender a usar corretamente o próprio corpo. À medida que descobre como usá-lo corretamente, sua postura melhora, seus músculos adquirem maior tonicidade, suas articulações tornam-se mais flexíveis e estáveis, e a forma de seu corpo torna-se mais equilibrada, ereta e alongada (Pilates, 2000; Gallagher e Kryznowska, 1999). Os benefícios do Método Pilates só dependem da execução dos exercícios com fidelidade aos seus princípios (Pilates, 2000).

Os exercícios do Método Pilates precisam ser adaptados ao nível de condicionamento físico das pacientes, e uma grande variedade de exercícios deve ser realizada, não se restringindo apenas a exercícios de membro superior e cintura escapular. Segue abaixo uma sequência de exercícios do Método Pilates nos aparelhos utilizada no pós-operatório de câncer de mama (Ferreira de Rezende et al., 2022), já com a paciente sem dreno, e na ausência de deiscência da ferida cirúrgica e seroma (Figs. 6-2 a 6-6).

Os exercícios do Método Pilates melhoram significativamente amplitude de movimento do ombro (Leite et al., 2021), a dor, a capacidade funcional e a qualidade de vida das mulheres no pós-operatório de câncer de mama (Ferreira de Rezende et al., 2022), além de melhorar significativamente a imagem corporal, a autoestima (Boing et al., 2023), o alinhamento postural e o equilíbrio (Fretta et al., 2021).

Os exercícios do Método Pilates também podem trazer benefícios para as pacientes que estão realizando quimioterapia, radioterapia ou hormonioterapia, uma vez que diminuem a incidência da fadiga oncológica (Torres et al., 2023) e da artralgia (Barbosa et al., 2021).

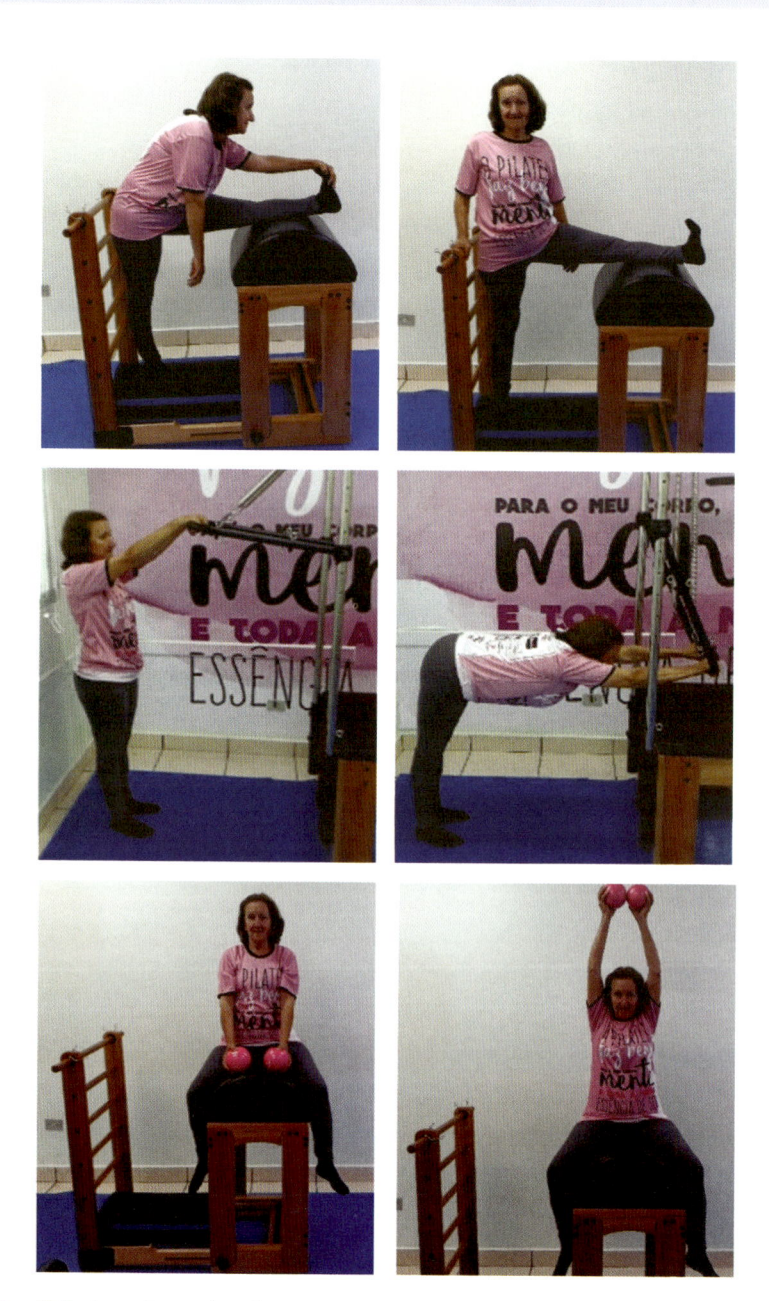

Fig. 6-2. Exercícios de Pilates no pós-operatório de câncer de mama.

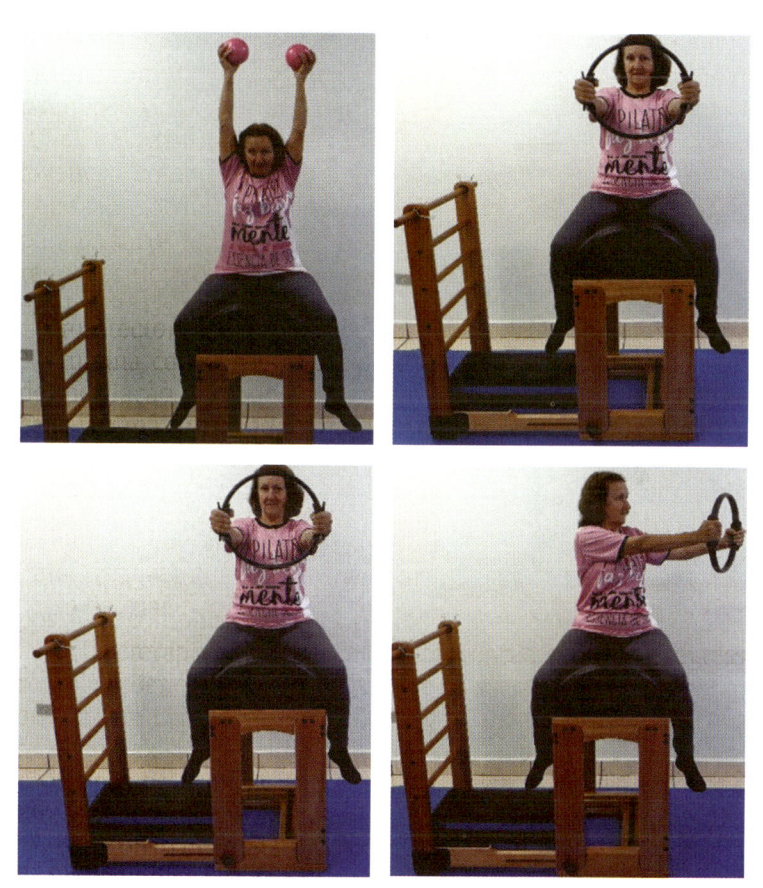

Fig. 6-3. Exercícios de Pilates no pós-operatório de câncer de mama.

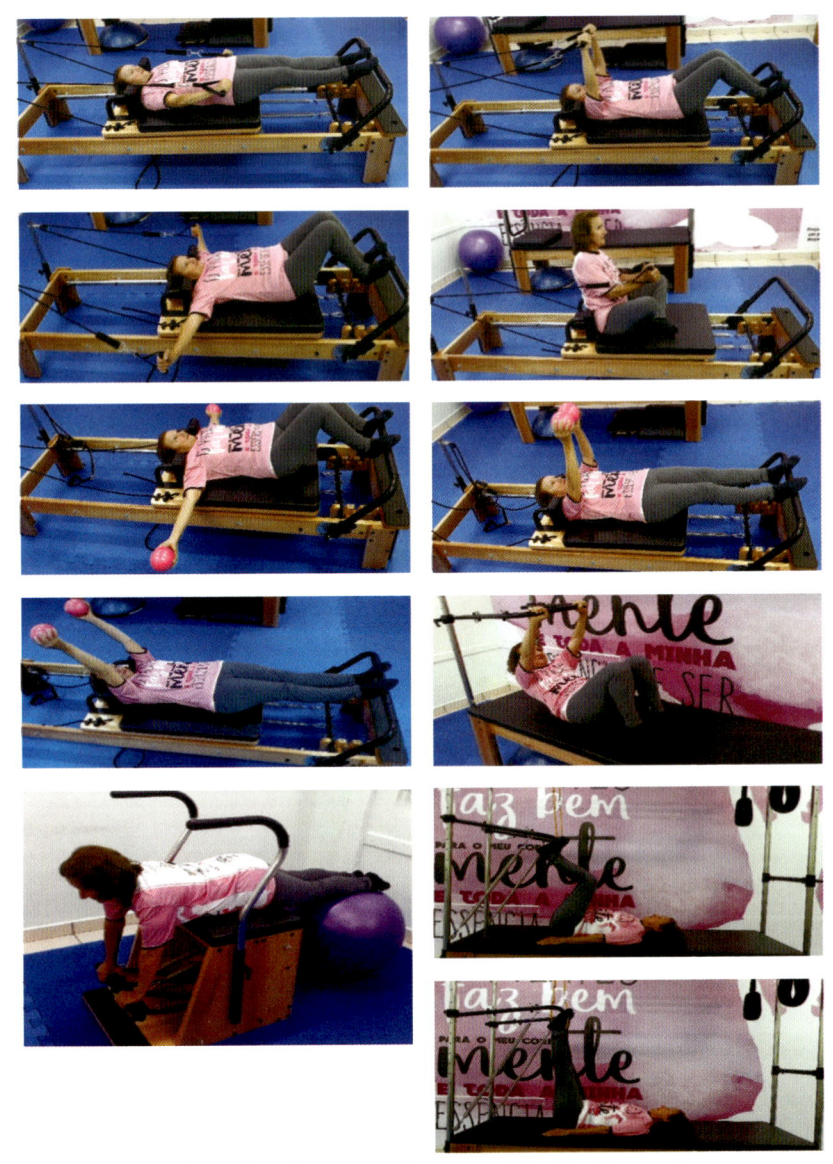

Fig. 6-4. Exercícios de Pilates no pós-operatório de câncer de mama.

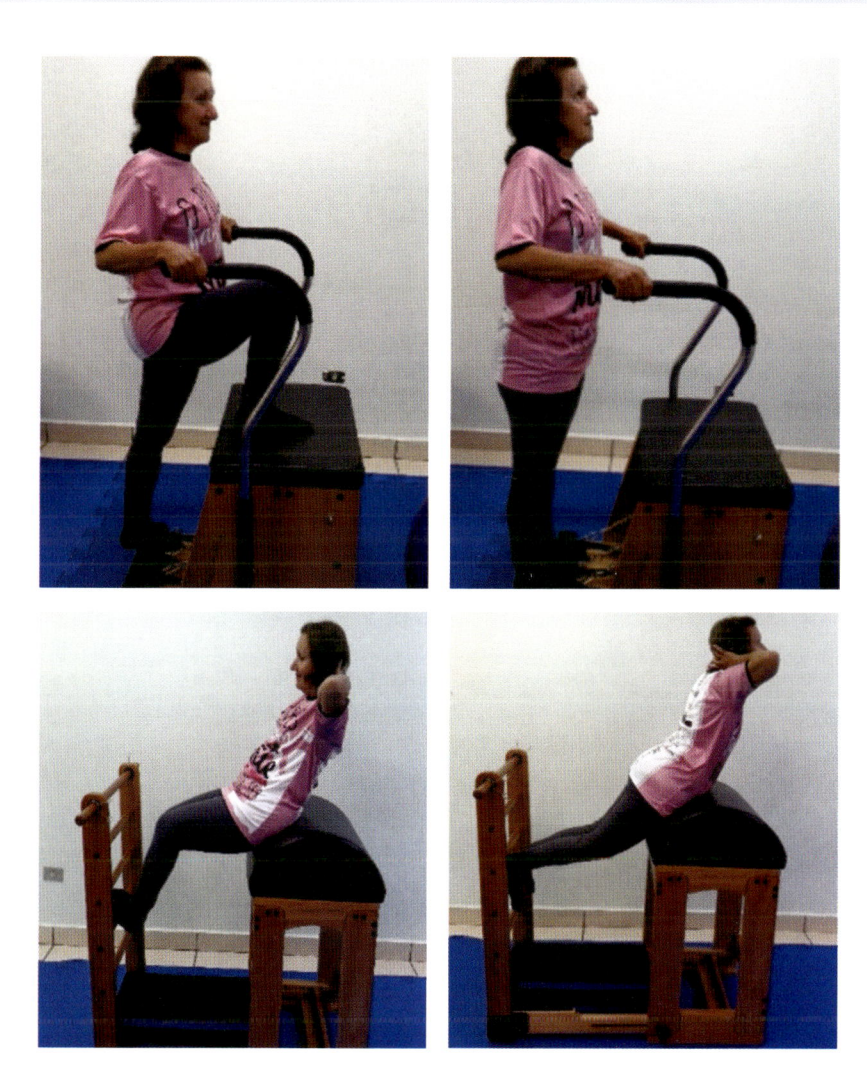

Fig. 6-5. Exercícios de Pilates no pós-operatório de câncer de mama.

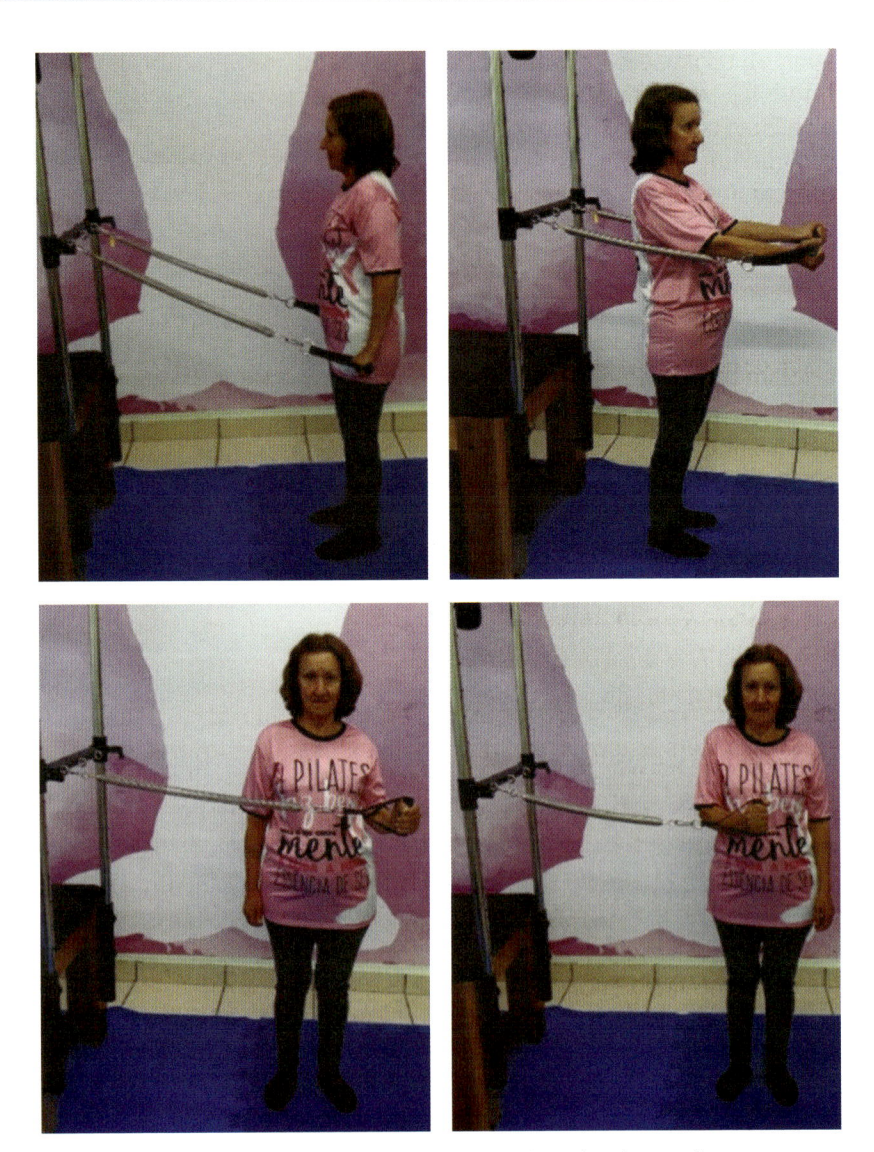

Fig. 6-6. Exercícios de Pilates no pós-operatório de câncer de mama.

REFERÊNCIAS BIBLIOGRÁFICAS

Anderson BD, Spector A. Introduction to Pilates-based rehabilitation. Orthop Phys Ther Clin North Am. 2000;9:395-411.

Barbosa KP, da Silva LGT, Garcia PA, et al. Effectiveness of Pilates and circuit-based exercise in reducing arthralgia in women during hormone therapy for breast cancer: a randomized, controlled trial. Support Care Cancer. 2021;29(10):6051-9.

Boing L, de Bem Fretta T, Stein F, et al. Can mat Pilates and belly dance be effective in improving body image, self-esteem, and sexual function in patients undergoing hormonal treatment for breast cancer? A randomized clinical trial. Arch Womens Ment Health. 2023;26(2):141-51.

Comunello JF. Benefícios do Método Pilates e sua aplicação na reabilitação. Passo Fundo – RS. Instituto Salus, maio-junho, 2011.

Craic C. Pilates com a Bola. 2. ed. São Paulo: Phorte. 2005.

Dillman E. O pequeno livro de Pilates: guia prático que dispensa professores e equipamentos. Rio de Janeiro: Record. 2004.

Ferreira de Rezende L, Thesolim BL, Dias de Souza S, Bellotto Leme Nagib A, Fonseca Vilas Boas V. The Effects of a Pilates Exercise Program on Pain, Functional Capacity, and Quality of Life in Breast Cancer Survivors One Year Postsurgery. Oncol Nurs Forum. 2022;49(2):125-31.

Fretta TB, Boing L, Baffa ADP, Borgatto AF, Coutinho de Azevedo Guimarães A. Mat pilates method improve postural alignment women undergoing hormone therapy adjunct to breast cancer treatment. Clinical trial. Complement Ther Clin Pract. 2021;44:101424.

Gallagher SP, Kryzanowska R. The Pilates method of body conditioning. Philadelphia: Bain Bridge Books, 1999.

Heywood R, McCarthy AL, Skinner TL. Efficacy of Exercise Interventions in Patients with Advanced Cancer: A Systematic Review. Arch Phys Med Rehabil. 2018;99(12):2595-2620.

Jones LM, Reinhoudt LL, Hilverda F, Rutjes C, Hayes SC. Using the Integrative Model of Behavioral Prediction to Understand Female Breast Cancer Survivors' Barriers and Facilitators for Adherence to a Community-Based Group-Exercise Program. Semin Oncol Nurs. 2020;36(5):151071.

Leite B, de Bem Fretta T, Boing L, Coutinho de Azevedo Guimarães A. Can belly dance and mat Pilates be effective for range of motion, self-esteem, and depressive symptoms of breast cancer women?. Complement Ther Clin Pract. 2021;45:101483.

Maltser S, Cristian A, Silver JK, Morris GS, Stout NL. A Focused Review of Safety Considerations in Cancer Rehabilitation. PM R. 2017;9(9S2):S415-S428.

Muscolino E, Cipriani S. Pilates and "power-house" I. Journal of Bodywork and Movement Therapies. 2004a; 8, (1): 15.

Pajares B, Roldán-Jiménez C, Alba E, Cuesta-Vargas AI. Implementation of a Standard Care Program of Therapeutic Exercise in Metastatic Breast Cancer Patients. Int J Environ Res Public Health. 2022;19(18):11203.

Pilates JH. A Obra Completa de Joseph Pilates. Sua Saúde e Retorno à Vida Através da Contrologia. 1. ed. Editora Phorte. 2010. 240 p.

Pilates JH. The complete writings of Joseph H. Pilates: Return to life through contrology and your health. In: Sean P, Gallagher PT. Romana Kryzanowska (Eds). Philadelphia: Bain Bridge Books. 2000.

Rezende L, Lenzi J. Eletrotermofototerapia em oncologia. 1. ed. Editora Thieme Revinter. 2020.

Sasso JP, Eves ND, Christensen JF, Koelwyn GJ, Scott J, Jones LW. A framework for prescription in exercise-oncology research. J Cachexia Sarcopenia Muscle. 2015;6(2):115-24.

Silva ACLG, Mannrich G. Pilates na Reabilitação: uma revisão sistemática. Fisioterapia em movimento. 2009 Jul/Set; 22(3).

Spei ME, Samoli E, Bravi F, La Vecchia C, Bamia C, Benetou V. Physical activity in breast cancer survivors: A systematic review and meta-analysis on overall and breast cancer survival. Breast. 2019;44:144-52.

Stanmore T. Pilates para as costas. Barueri- SP: Manole. 2008.

Torres DM, de Menezes Fireman K, Fabro EAN, Thuler LCS, Koifman RJ, Bergmann A, et al. Effectiveness of mat pilates on fatigue in women with breast cancer submitted to adjuvant radiotherapy: randomized controlled clinical trial. Support Care Cancer. 2023;31(6):362.

COMPLICAÇÕES DECORRENTES DO TRATAMENTO COMPLEMENTAR: RADIOTERAPIA, QUIMIOTERAPIA E HORMONIOTERAPIA, TERAPIA-ALVO E IMUNOTERAPIA

CAPÍTULO 7

RADIOTERAPIA NO CÂNCER DE MAMA

A radioterapia (RT) é uma técnica de radiação ionizante utilizada no tratamento do câncer de mama, tendo um papel decisivo na melhora da sobrevida global dos pacientes, aumentando em 20% o controle local. O principal objetivo é fornecer uma dose precisa de radiação suficiente para inibir ou destruir as células tumorais, proporcionando o menor dano possível aos tecidos sadios. As cirurgias conservadoras da mama, usualmente, têm indicação direta de radioterapia adjuvante (Frasson et al., 2022). No cenário metastático tem uma importante atuação tanto no alívio dos sintomas, quanto no controle de doença, como as oligomestástases (metástases ósseas e cerebrais) (Bostock e Bryan, 2016).

Normalmente, a radioterapia é aplicada em toda a mama, em um período de cinco a seis semanas de aplicações diárias, com folga nos finais de semana. Este esquema de tratamento está sendo substituído pelo hipofracionamento, que proporciona o tratamento em um período mais curto (três semanas), com doses diárias maiores (Brunt *et al.*, 2023).

Pela história natural do câncer de mama, com uma possível disseminação linfonodal para as cadeias de drenagem, como fossa supraclavicular, mamária interna e axila, existem casos, onde há necessidade de irradiar os sítios de drenagem linfática, aumentando as comorbidades do paciente, como aumento do risco de linfedema (Blomqvist et al., 2004).

Outra técnica utilizada é a radioterapia parcial da mama que consiste na aplicação de radiação somente na área onde se localizava o tumor, e não em toda a mama. Sua indicação é bem mais restrita, recomendada em casos de baixo risco de recidiva local. O tempo de aplicação do tratamento é bem mais curto, e conhecido como Accelerated Partial Breast Irradiation – APBI (irradiação parcial acelerada da mama). Outra possibilidade é a aplicação da radioterapia durante o procedimento cirúrgico, chamada de radioterapia intraoperatória (Frasson et al., 2022).

A fisioterapia desempenha um papel importante em todas as fases do tratamento radioterápico. No caso da mama, inicia-se no pré-tratamento, pois os posicionadores do aparelho (Figs. 7-1 e 7-2) exigem que a paciente fique em decúbito dorsal, com o membro superior elevado sob a cabeça, e o rosto voltado para o lado contralateral, praticamente, com a ADM do ombro completa.

As complicações da RT são classificadas em:

- Agudas: ocorrem até os três primeiros meses do tratamento (> 90 dias).
- Crônicas: ocorrem após os três primeiros meses do tratamento (< 90 dias).

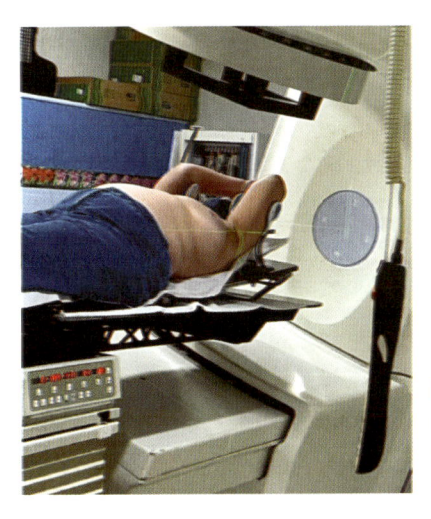

Fig. 7-1. Posicionador da radioterapia da mama (Imagem cedida pela Profa Ms Juliana Lenzi.)

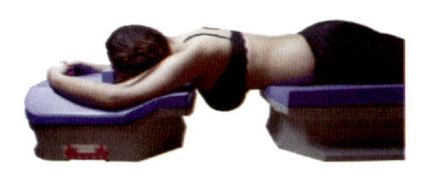

Fig. 7-2. Posicionador com a mama pronada.

Radiodermite

A radiodermite ou radiodermatite é conhecida como o acúmulo de dose de radiação no tecido, mais frequente nas semanas finais do tratamento, sendo a toxicidade aguda cutânea a mais comum, devido à lesão das células da camada basal da epiderme e exposição da derme. Ela se caracteriza por vermelhidão local, sensação de queimação, considerada uma queimadura complexa que ocorre das estruturas internas às externas, podendo desidratar a pele, ocasionando, algumas vezes, complicações secundárias, como infecção e dor locais edema e eritema (Behroozian et al., 2023).

Cuidados, como a hidratação da pele, evitar exposição solar no local irradiado, manter a pele limpa e seca, podem amenizar a radiodermite. Alguns pacientes referem fadiga, desconforto e edema local.

O Radiation Therapy Oncology Group gradua a toxicidade aguda na pele irradiada de acordo com o grau e a característica, conforme demonstram as Figuras 7-3 a 7-6.

Assim, considerando o impacto da radioterapia na qualidade de vida dos pacientes, bem como na adesão e na continuidade da terapia, a fotobiomodulação é um agente preventivo e terapêutico, uma vez que suas propriedades terapêuticas aceleram a cicatrização tecidual, além da modulação do processo inflamatório e da dor local. Portanto, considera-se a aplicação da fotobiomodulação desde a primeira sessão

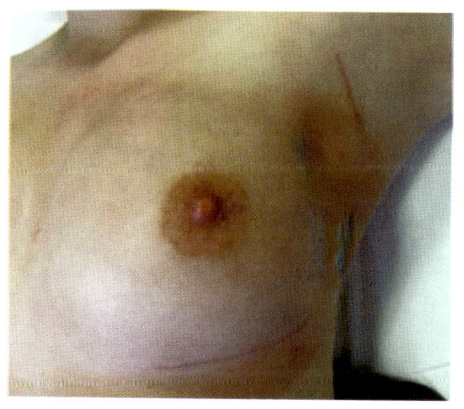

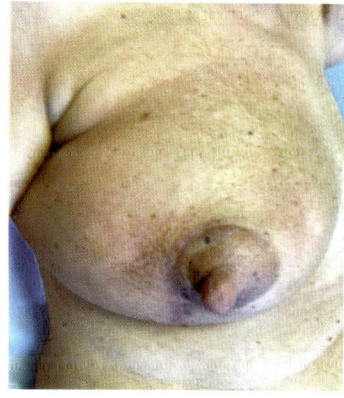

Fig. 7-3. Grau I – Eritema folicular moderado, epilação e descamação seca.

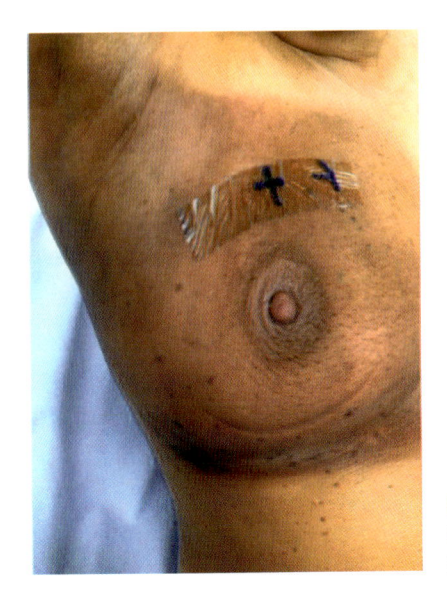

Fig. 7-4. Grau II - Eritema folicular intenso, edema moderado e descamação úmida.

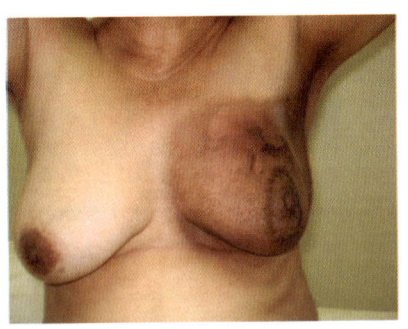

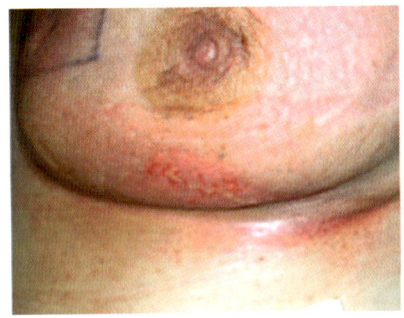

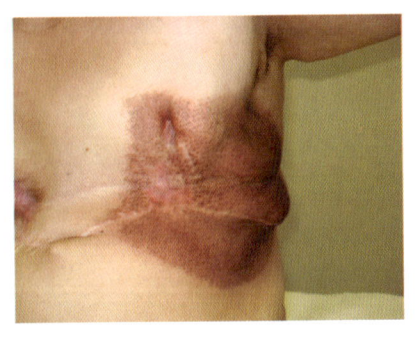

Fig. 7-5. Grau III – Eritema rubro escuro, brilhante e doloroso, Edema em "casca de laranja" e Descamação úmida confluente.

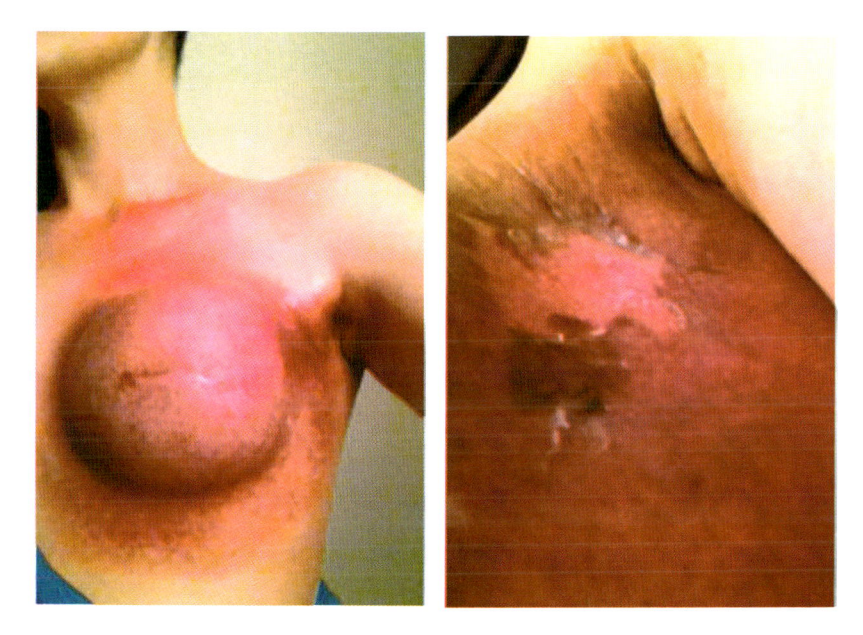

Fig. 7-6. Grau IV – Ulceração, Hemorragia e Necrose.

de radioterapia até o final do tratamento, com resultados benéficos para a redução da gravidade da radiodermite e/ou sua resolução acelerada. O uso da fotobiomodulação no espectro vermelho ou infravermelho próximo (630-905 nm) é segura e eficiente para prevenção e tratamento da radiodermite, e pode ser aplicada durante ou após a radioterapia (Ramos Rocha et al., 2022) (Fig. 7-7).

Disfunção do Membro Superior

A radioterapia causa oclusão venosa e destruição dos vasos linfáticos no campo de radiação, além de edema tecidual, contratura muscular e formação de cicatrizes, o que pode prejudicar a funcionalidade do membro superior. A disfunção do membro superior é comum em pacientes com câncer de mama após a radioterapia (Wang et al., 2020).

O objetivo da radioterapia é a destruição das células cancerígenas, mas também afeta os tecidos saudáveis ao redor da área irradiada. Essas lesões podem evoluir para fibrose e aderência entre a pele e os músculos da parede torácica, do ombro e das cavidades supraclavicular e axilar (Leal et al., 2016).

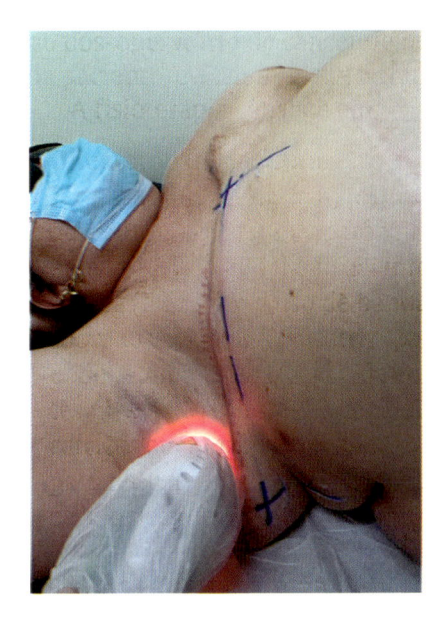

Fig. 7-7. Fotobiomodulação para a prevenção de radiodermite.

Os músculos devem estar em seu comprimento natural e ter capacidade suficiente de deslizar sob os tecidos moles adjacentes (ou seja, pele e tecido subcutâneo) para garantir a mobilidade adequada das articulações. A amplitude total de flexão e abdução requer o funcionamento adequado dos músculos peitoral maior e menor, latíssimo do dorso, redondo maior, subescapular e romboide. O funcionamento adequado do músculo serrátil anterior também é necessário para a rotação para cima da escápula. Para a rotação externa, os músculos peitoral maior, latíssimo do dorso, redondo maior e subescapular devem estar em seu comprimento natural e serem capazes de deslizar. Estes músculos estão geralmente localizados nas áreas irradiadas. Portanto, os movimentos usados para recrutar esses músculos podem ser afetados negativamente pela aderência e fibrose causadas pela radioterapia (Leal et al., 2016) (Fig. 7-8).

O fisioterapeuta pode contribuir na orientação do paciente quanto aos cuidados com a pele irradiada, assim como na conscientização da importância de manter a amplitude de movimento do ombro, a mobilidade tecidual e a funcionalidade do membro superior durante e após a radioterapia (Thomazini et al., 2014).

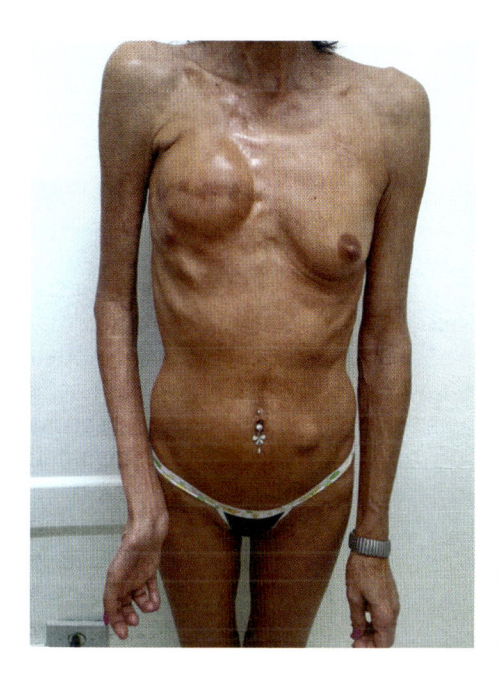

Fig. 7-8. Disfunção do membro superior causada pela radioterapia.

Exercícios ativos e alongamento direcionados à recuperação dos movimentos do ombro e de toda a cintura escapular, associados a técnicas de desbloqueio articular, terapia manual e manobras cicatriciais são essenciais para ganho e manutenção da amplitude de movimento e função do ombro (Oliveira et al., 2010).

Abaixo algumas técnicas fisioterapêuticas que podem ser utilizadas:

- Exercícios ativos da cintura escapular.
- Correção e conscientização postural.
- Mobilização articular.
- Manobras cicatriciais.
- Mobilização tecidual adjacente.
- Alongamentos dos membros superiores.
- Terapia manual.
- Drenagem linfática manual.
- Mobilização manual superficial e delicada da prótese ou expansor de tecido.

Complicações Crônicas

Os efeitos crônicos ocorrem dos seis primeiros meses a anos após a RT, atingem células de músculos, vasos sanguíneos e linfáticos O dano em geral é permanente. A permeabilidade linfática, inclusive na mama contralateral, pode estar diminuída em função da realização da radioterapia (Perbeck et al., 2006). Uma das possíveis complicações tardias é o linfedema do membro superior em casos de radioterapia associada ao esvaziamento da cadeia de drenagem linfática (Wang, 2021). Fibrose ou retração da prótese ou do expansor podem ocorrer em até 30% dos casos, nos casos de reconstrução mamária pós-radioterapia, ainda existe risco de deiscência da ferida operatória, necrose do retalho, extrusão da prótese, seroma (Frasson et al., 2022).

As complicações mais comuns nos dois primeiros anos são a síndrome da rede axilar, retrações musculares que podem causar limitações de movimento, linfedema, seroma, necroses, infecções e até a extrusão da prótese mamária.

Segundo as Diretrizes para Assistência Interdisciplinar do câncer de mama (2014), os pacientes submetidos à radioterapia, devem ter acompanhamento mensal, no período de 6 meses, para detecção precoce das complicações tardias do tratamento, que podem causar limitações da amplitude de movimento, bem como o surgimento do linfedema.

Portanto, durante a RT os pacientes devem continuar os programas de reabilitação usualmente empregados, beneficiando-se com fisioterapia especializada por longo período.

QUIMIOTERAPIA ADJUVANTE OU NEOADJUVANTE

A quimioterapia neoadjuvante consiste na administração de agentes químicos com o objetivo principal de reduzir o volume tumoral, sendo utilizada antes do tratamento cirúrgico, proporcionando cirurgias mais conservadoras (Frasson et al., 2022). A quimioterapia adjuvante consiste no tratamento sistêmico atuando sobre as células potencialmente tumorais, realizada após o procedimento cirúrgico (Mamtani, 2022). Diversos regimes quimioterápicos permitem atingir populações celulares em diferentes fases do ciclo celular, buscando erradicar ou controlar metástases a distância ou micrometástases.

Essas drogas anticâncer podem ser classificadas em:
- *Ciclo-inespecíficas:* atuam nas células cancerosas, estando ou não no ciclo proliferativo.
- *Ciclo-específicas:* atuam somente nas células cancerosas em proliferação.
- *Fase-específicas:* atuam em específicas fases do ciclo celular.

A quimioterapia tem a função de destruir as células cancerosas, impedindo seu crescimento e multiplicação, porém acaba afetando tecidos saudáveis, permitindo o desencadeamento de efeitos colaterais em função da toxicidade.

Os efeitos colaterais dessas medicações são variados e dependem da dose empregada e do momento da quimioterapia, podendo danificar outras células saudáveis de crescimento rápido, como as dos folículos pilosos, da medula óssea e do trato digestório. Esses efeitos colaterais geralmente desaparecem após o término do tratamento ou dentro de um ano após o término da quimioterapia. Podem, também, ocorrer alterações nos valores dos exames de sangue, indicadores de defesa por contagem dos glóbulos brancos. Pode ocorrer perda dos cabelos, impactando a autoestima do paciente, alterações emocionais, sociais e perda funcional, náusea, vômitos, neuropatia periférica, neutropenia febril, fadiga, mucosite, alterações na pele e complicações, como infecções, toxicidades renal, hepática e cardíaca (Frasson et al., 2022). Problemas com a função cognitiva que afetam a memória e a concentração, também conhecidos como "*chemo brain*". Esses efeitos podem ser determinantes para a descontinuidade do tratamento, possibilitando a interrupção do mesmo (Runowicz et al., 2015a).

Existem algumas precauções que devem ser levadas em conta no paciente que está realizando quimioterapia em relação à prescrição de exercícios. O número de plaquetas, hematócritos e hemoglobinas deve ser sempre analisado.

Quando o paciente apresenta plaquetopenia de 30.000 a 50.000/m³, o paciente pode realizar exercícios ativos com pouca resistência e deambulação, de 20.000 a 30.000/m³ realizar exercícios ativos ou passivos, porém sem resistência e deambulação. Caso as plaquetas estejam abaixo de 20.000/m³ a fisioterapia é contraindicada, e o paciente pode realizar apenas atividades de vida diária essenciais (De Vita et al., 2008).

Em relação ao hematócrito/hemoglobina, valores > 35%/ > 10 g/dL a cinesioterapia é liberada. Entre 25%-23%/ 8–10 g/d exercícios ativos com pouca resistência podem ser prescritos, além da deambulação. Com taxas < 25%/ < 8 g/dL realizar exercícios isométricos, passivos e atividades de vida diária essenciais (De Vita *et al.*, 2008).

As complicações mais comuns do tratamento quimioterápico serão abordadas com mais detalhes a seguir.

Fadiga

A quimioterapia pode causar efeitos colaterais como a fadiga muscular, causada pela toxicidade dos medicamentos. A fadiga em pacientes com câncer de mama é um dos efeitos colaterais mais debilitantes, podendo afetar até 86% das pacientes, sendo caracterizada por um sintoma subjetivo, multidimensional e multifatorial (Bahia, 2019). Pacientes fatigados expressam sentimentos de cansaço, dificuldade de manter a rotina diária, perda de libido, verbalização de uma constante "falta de energia", alterando o desempenho físico, podendo causar inatividade física prolongada durante e após o tratamento do câncer, em decorrência de hipotrofia e diminuição de força muscular, risco de fraturas ósseas e também complicações cardiorrespiratórias (Runowicz et al., 2016b). Mesmo após o término do tratamento, 30% das mulheres ainda queixam-se de fadiga, que é frequentemente identificada como a complicação que mais afeta a qualidade de vida e limita o retorno ao trabalho (van Vulpen et al., 2016).

Novas percepções também podem ser relatadas com relação à interação da quimioterapia e da resistência à fadiga dos musculoesqueléticos. Pacientes submetidos à quimioterapia têm menos força e maior fadiga muscular. Isso ocorre por uma mudança relacionada à inatividade das fibras musculares com uma transição para um fenótipo mais glicolítico e uma mudança induzida pela quimioterapia na capacidade mitocondrial das células musculares. A quimioterapia causa reduções severas no tamanho das miofibras, alterações neurogênicas e danos relacionados à mitocôndria. Além disso, é bem sabido que os pacientes com câncer de mama reduzem seu nível de atividade física durante o período de tratamento (Klassen et al., 2017).

A quimioterapia também causa estresse oxidativo no tecido normal e afeta diretamente os musculoesqueléticos e a ocorrência de fadiga. A quimioterapia promove aumento nas quantidades de enzimas específicas do músculo (enzimas ligadoras de ubiquitina (E3 ligases)/ MAFbx (*Muscle atrophy F-box*), por meio da via do proteassoma a ativação da caspase pela apoptose mediada por oxidantes e a formação de espécies reativas de oxigênio no músculo, estimulando a apoptose nos miócitos esqueléticos, fatores podem resultar em um risco maior de sarcopenia (Klassen et al., 2017). As enzimas E3 ligases e MAFbx estão envolvidas na regulação da atrofia do musculoesquelético sob várias condições fisiológicas e patológicas (Pan et al., 2023).

Os exercícios físicos proporcionam uma significativa melhora nos sintomas de fadiga (fadiga física) (van Vulpen et al., 2016). O tipo de exercício a ser realizado deve ser individualizado e seguir as preferências da pessoa.

A realização de exercícios resistidos com duração entre 50 e 60 minutos, de 2 a 3 vezes por semana (Schmidt et al., 2015), combinados com a realização de exercícios aeróbicos por 30 minutos 5 vezes por semana (Casla et al., 2015) melhoram significativamente os sintomas de fadiga em mulheres no pós-operatório de câncer de mama submetidas à quimioterapia adjuvante.

É importante que outras causas sejam descartadas pelo oncologista clínico, como anemia, disfunção da tireoide e/ou cardíaca. Questões como alterações de humor, distúrbios do sono e dor também podem estar influenciando a intensidade da fadiga.

Cognição

Chemo brain é um termo comum usado para descrever problemas cognitivos e de memória que podem ocorrer durante e após o tratamento do câncer (Joyce et al., 2023). Mais de 75% das mulheres durante o tratamento de câncer de mama e 35% após o término do tratamento referem prejuízos da função cognitiva (Runowicz et al., 2016b). As funções cognitivas são compostas por memória, raciocínio, atenção, aprendizado, imaginação, linguagem, cálculo e habilidades visuoespaciais, sendo fundamentais na relação do indivíduo consigo mesmo e com o meio em que vive (Untura e Rezende, 2012)

O prejuízo cognitivo tem consequências diretas na vida do paciente. Os relatos mais comuns são de desorganização da rotina, dificuldade de concentração, de encontrar a palavra certa, de aprender novas habilidades ou desempenhar multitarefas, período curto de atenção, interferindo nas atividades de vida diária (Joyce et al., 2023), prejudicando, consequentemente, a manutenção de suas relações sociais, do desempenho profissional e causando grande impacto na sua qualidade de vida (Runowicz et al., 2016b).

O fisioterapeuta deve avaliar as funções cognitivas da paciente, valorizando os relatos de familiares e buscando diagnóstico diferencial com depressão, estresse e demência. Exercícios neurocognitivos trazem bons resultados aos pacientes (Runowicz et al., 2016b) associados a exercícios aeróbicos (Casla et al., 2015).

Náuseas e Vômitos

Náuseas e vômitos não são sinônimos, sendo a náusea uma sensação desagradável incluindo "enjoo" ou "dor de estômago" associada à necessidade de vomitar. Muitas vezes, junto com a náusea, podem ocorrer sintomas, como aumento da saliva, tontura, dificuldade para engolir, mudanças na temperatura corporal e batimentos cardíacos mais acelerados (Behroozian et al., 2023). O vômito é a expulsão forçada de conteúdo gástrico pela boca, através de uma forte e sustentada contração das musculaturas abdominal e diafragmática e relaxamento da cárdia gástrica, podendo na maioria das vezes ser precedido por vômito seco. O vômito seco é definido por contrações rítmicas e espasmódicas dos músculos respiratórios, incluindo o diafragma, músculos das paredes torácica e abdominal, sem a expulsão do conteúdo gástrico pela boca. Alguns fatores de risco, inatos à fisiologia do paciente ou influenciados pela fisiologia do paciente, contribuem para náusea e vômito induzidos pela quimioterapia, esses fatores incluem história de NVIQ ou náuseas/vômitos relacionados à gravidez, ansiedade, expectativa de NVIQ, ausência de comorbidades, tipo de câncer, história de enjoo matinal, história de enjoo, estágio inicial do câncer, poucas horas de sono antes da quimioterapia, cirurgia recente nos últimos três meses, maior proporção de medições de neurotransmissores, náuseas/vômitos antes da quimioterapia, maior carga tumoral, recidiva tumoral (Mosa, 2020).

As drogas, em especial as quimioterápicas, devido ao seu elevado nível de toxicidade, são uma das causas principais da ocorrência de náuseas e vômitos, uma vez que muitas atuem na zona de gatilho do 4º ventrículo, induzindo os sintomas (Fedman, 1989).

Diante de um paciente com náuseas e vômitos pós-quimioterapia, o fisioterapeuta pode auxiliar, em associação à terapia farmacológica, usando recursos, como a acupuntura, eletroacupuntura (método terapêutico que utiliza aparelhos elétricos conectados às agulhas, transmitindo estímulos aos pontos de acupuntura), fotobiomodulação e acupressão (utilização de pequenas punções na pele, substituindo a agulha por pressão com os dedos, mas seguindo os mesmos princípios da acupuntura tradicional).

O ponto de acupuntura cuja estimulação induz o controle de náusea e vômitos é conhecido como P6, pericárdio 6 ou PC6 (Neiguan-passagem interna), e é considerado um dos maiores pontos do sistema de meridianos. O P6 localiza-se no nervo mediano, entre os tendões dos músculos palmar longo e flexor radial do carpo no antebraço, a um sexto da distância entre o retináculo dos flexores e a fossa cubital (Saad e Medeiros, 2008).

Neuropatia Periférica Induzida pela Quimioterapia

A neuropatia periférica induzida pela quimioterapia pode ocorrer em até 33% dos pacientes, impactando profundamente na qualidade de vida e influenciando na terapia neo/adjuvante, como na redução da dose ou até a descontinuidade do tratamento oncológico (GPM, 2022).

A neuropatia periférica induzida por quimioterapia se desenvolve devido a tratamentos neurotóxicos, em particular taxanos, alcaloides da vinca, agentes de platina, inibidores de proteassoma e talidomida. Esses tratamentos atacam os níveis celular e subcelular e causam alterações na atividade dos canais iônicos (sódio, potássio, cálcio), bem como alterações nos sistemas intracelulares, que são responsáveis pelo estresse oxidativo, neuroinflamação e disfunção mitocondrial. Em contraste com a dor nociceptiva, que ocorre quando um estímulo doloroso ativa os nociceptores periféricos, a dor neuropática não é o resultado de tecido danificado, mas é causada por déficits estruturais internos nos neurônios periféricos e nos nervos sensoriais. Os pacientes geralmente apresentam dormência nos pés e nas palmas das mãos, bem como parestesia, acroataxia e perda de funções motoras, o que contribui para o fato de que os pacientes com neuropatia periférica induzida por quimioterapia têm um alto risco de lesões por queda. Para muitos pacientes, até mesmo abrir uma garrafa de água é doloroso ou eles se sentem como se estivessem "andando sobre vidro". Até 71% dos pacientes submetidos a tratamento agudo (por exemplo, oxaliplatina e docetaxel) apresentam neuropatia periférica induzida por quimioterapia, e esse é um dos principais sintomas que afetam a decisão dos pacientes de interromper o tratamento (Klafke et al., 2023). O fisioterapeuta deve fazer uma criteriosa avaliação da sensibilidade, testes térmicos, de vibração e de estímulo sensorial doloroso. O tratamento indicado para diminuir os sintomas envolve algumas técnicas, como a dessensibilização do nervo periférico (com diferentes texturas), massagens e terapia manual, exercício aeróbico, de resistência e de equilíbrio (Jesson et al., 2020).

A plataforma vibratória é uma modalidade de treinamento em potencial com mecanismos semelhantes aos do treinamento sensório-motor, com efeitos benéficos na redução da dor, dos sintomas referidos e no musculoesquelético descondicionado. As pacientes podem ainda melhorar a atividade reflexa, o equilíbrio e a marcha, diminuindo, consequentemente, o risco de queda (Streckmann et al., 2019a; Streckmann et al., 2019b).

O treinamento de equilíbrio é conhecido por induzir adaptações neuronais e melhora a produção muscular, levando a um maior controle postural. Pacientes com neuropatia periférica induzida pela quimioterapia apresentam déficit proprioceptivo e comumente sofrem instabilidade postural (Kneis et al., 2019). Como exemplo, treinamentos com frequência de vibração terapêutica, de 18 a 35 Hz, com realização de exercícios progressivos com joelhos semifletidos, de 30 segundos a um minuto, com intervalos para evitar a fadiga neural, com amplitude de dois a quatro milímetros podem trazer bons resultados (Fig. 7-9) (Streckmann et al., 2019b).

O uso de agentes eletrofísicos com terapia (no Brasil, Pain Scram) e a fotobiomodulação podem trazer resultados positivos (Fig. 7-10). A terapia Scrambler tem como objetivo bloquear o sinal da dor da área dolorosa e a converter em informação não dolorosa. Já o objetivo do uso da fotobiomodulação em pacientes com neuropatia periférica induzida pela quimioterapia é a prevenção da apoptose e promoção do crescimento neural (Rezende e Lenzi, 2020). A escolha do comprimento de onda adequado para a prevenção e tratamento da neuropatia periférica induzida pela quimioterapia está diretamente relacionada ao mecanismo de ação do quimioterápico. Dessa forma, tanto a fotobiomodulação nos espectros visíveis quanto infravermelhos próximos, de forma isolada ou combinada, sobre os nervos periféricos, podem trazer bons resultados.

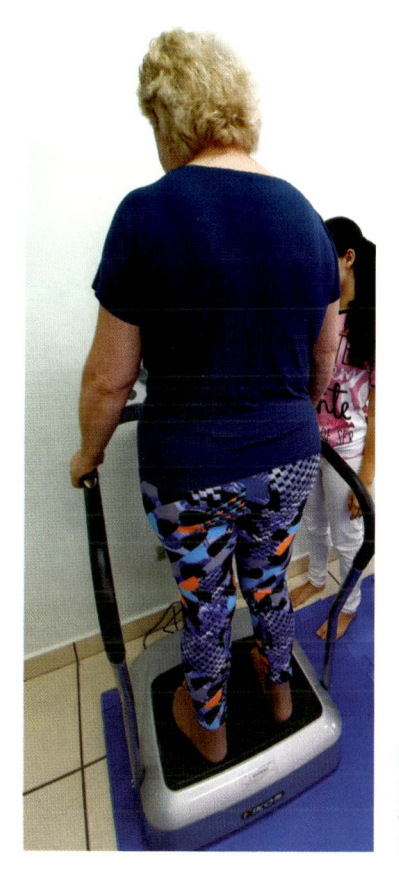

Fig. 7-9. Paciente com neuropatia periférica induzida pela quimioterapia, realizando exercícios na plataforma vibratória.

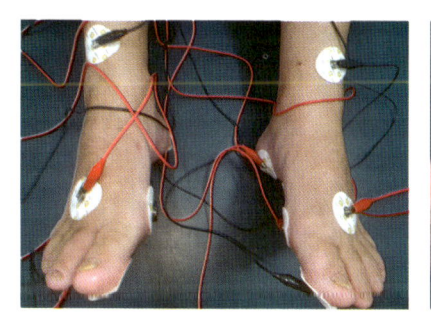

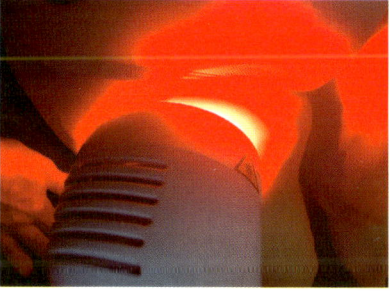

Fig. 7-10. Uso de agente eletrofísico (*Pan Scram* e fotobiomodulação) na neuropatia periférica induzida pela quimioterapia.

Mucosite Oral

A mucosite oral (Fig. 7-11) é definida como uma reação inflamatória adversa, desencadeada pelo efeito citotóxico dos agentes quimioterápicos que ocorre na mucosa oral, podendo acometer mais de 85% dos pacientes (Marinho, 2021), comprometendo a ingestão e deglutição de alimentos, a higiene bucal e a capacidade de comunicação do paciente, levando à interrupção ou alteração do tratamento (Zecha et al., 2016a).

Alguns dias após o início da quimioterapia, a paciente pode se queixar de dor, e os tecidos orais parecem vermelhos e lisos. Rapidamente, a integridade da mucosa se rompe e ocorre ulceração que afeta a mucosa bucal, a mucosa lingual ventral, o palato mole e os aspectos internos dos lábios e o assoalho da boca. A dor associada pode ser intensa e pode levar à necessidade de interromper o tratamento (Cronshaw et al., 2020).

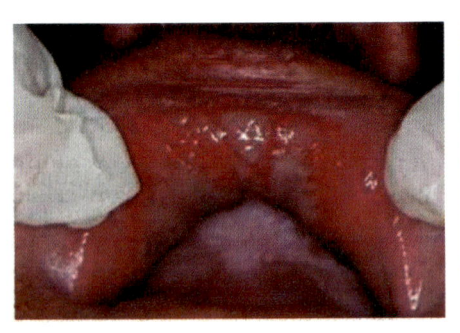

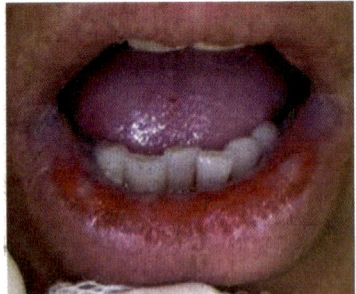

Fig. 7-11. Mucosite oral pós-quimioterapia.

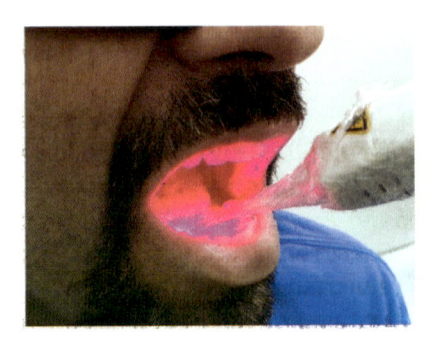

Fig. 7-12. Aplicação da fotobiomodulação na mucosite oral.

A fotobiomodulação nos comprimentos de onda visíveis e infravermelho próximo tem sido utilizada para prevenção e tratamento da mucosite oral com bons resultados (Fig. 7-12), com aplicações pontuais sobre a lesão em caso de presença de mucosite. Quando o objetivo for a prevenção, pode-se usar o modo pontual em toda a cavidade oral (Zecha et al., 2016b). Comissura labial, mucosas bucal e labial, bordas anterior, lateral e ventral da língua, assoalhos da boca e palato são locais para a aplicação. A fotobiomodulação previne e reduz a prevalência, severidade e duração da mucosite oral de pacientes em tratamento quimio e/ou radioterapêutico, diminuindo a severidade e duração da dor (Zecha et al., 2016a, Zecha et al., 2016b).

O princípio da fotobiomodulação é a transferência da energia fotônica incidente para um alvo celular, que então afeta o metabolismo da organela intracelular. Considera-se que um dos principais alvos dessa forma de terapia seja a mitocôndria, que responde à absorção de comprimentos de onda de luz vermelha à infravermelha próxima por meio de um aumento na atividade da cadeia respiratória de transporte de elétrons. Isso resulta em um aumento na produção de ATP, bem como de óxido nítrico, e há efeitos complexos a jusante na expressão gênica, que dão origem a muitas mudanças benéficas para o metabolismo celular. Há captação seletiva de citocinas pró-inflamatórias e uma inibição da atividade da COX-2. O óxido nítrico é um vasodilatador associado ao aumento da perfusão dos tecidos com sangue oxigenado; os linfáticos também se tornam dilatados e menos porosos, o que resulta em uma resolução satisfatória do edema. Além disso, há o aumento da produção de pró-colágeno e fatores de crescimento, incluindo, por exemplo, fatores de crescimento endotelial vascular e de crescimento de fibroblastos. Há um aumento na motilidade celular e na taxa de divisão, o que promove ainda mais a resolução da mucosite. Um benefício adicional pode ser a redução acentuada da nocicepção resultante da eliminação dos mediadores inflamatórios agudos associados à atividade axonal elevada, bem como alguns efeitos inibitórios seletivos na transmissão axonal. A fotobiomodulação pode influenciar os níveis de espécies reativas de oxigênio citoplasmáticos que normalmente estão associadas aos ciclos anaeróbicos glicolíticos do metabolismo, e parece haver uma resposta imunológica aprimorada na região local da mucosite oral (Cronshaw et al., 2020).

HORMONIOTERAPIA

A hormonioterapia ou endocrinoterapia é a terapia de escolha indicada para redução de risco de recidiva em todos os pacientes com câncer de mama receptor hormonal positivo, faz-se o uso de medicamentos para a supressão ou adição de hormônios circulantes. Ela pode ser usada como terapia adjuvante (após a cirurgia) ou neoadjuvante (antes da cirurgia) visando à regressão e diminuição do tumor. Os hormônios utilizados na terapêutica do câncer, assim como os quimioterápicos antineoplásicos, atuam sistemicamente e exercem seus efeitos citotóxicos tanto sobre as células tumorais, como sobre as células normais, dessa forma a ação terapêutica acompanha efeitos colaterais indesejáveis. A hormonioterapia costuma ser indicada de cinco a dez anos, sempre com avaliação individualizada feita pelo oncologista clinico.

Existem duas classes principais de hormonioterápicos de interesse da fisioterapia: os inibidores de aromatase e o tamoxifeno.

Os inibidores da aromatase são medicamentos empregados no tratamento do câncer de mama com receptor hormonal positivo em pacientes na pós-menopausa, com objetivo de diminuir o nível de estrogênio mediante à inibição da aromatase. Seus eventos adversos incluem artralgia (caracterizada por dor e rigidez muscular), redução da massa corporal magra, diminuição da densidade mineral óssea e aumento do risco de fraturas, diminuição da força muscular, alterações de humor e episódios cardiovasculares, bem como diminuição da cognição e do funcionamento executivo, ondas de calor e suores noturnos que afetam negativamente a qualidade de vida. As pacientes geralmente desenvolvem problemas articulares e musculoesqueléticos que não só interferem em seus estilos de vida, mas também tendem a diminuir a adesão à medicação e, portanto, à progressão da doença (Raptopoulos e Constantinou, 2020; Boing et al., 2020).

Já o tamoxifeno é utilizado em mulheres na pré-menopausa. Essas drogas atuam por meio do bloqueio dos estrogênios, ele é considerado um modulador seletivo do receptor de estrogênio, atua nas células da mama, útero e ossos, em estrogênios, reduzindo a concentração sérica desses últimos em mais de 95% (Fields et al., 2016). O Fulvestranto bloqueia os receptores de estrogênio em todo o organismo. As usuárias de tamoxifeno frequentemente apresentam secura vaginal, ondas de calor e doença hepática gordurosa não alcoólica (Boing et al., 2020).

Estratégias para reduzir a morbimortalidade incluem educação sobre os fatores de risco e estilo de vida. A realização de exercícios aeróbicos e exercícios com carga (por exemplo, musculação) devem ser realizados. O exercício tem efeitos positivos no condicionamento cardiorrespiratório e na dor, bem como na densidade mineral óssea, força muscular e porcentagem de gordura corporal em pacientes com câncer de mama submetidas à hormonioterapia (Boing et al., 2020).

Na avaliação fisioterápica devem ser observados:

- Intensidade da dor.
- Articulações dolorosas.
- Força muscular.
- Capacidade Funcional.
- Densitometria óssea.

O paciente, mesmo sedentário, apresenta melhora dos sintomas de artralgia mediante um programa bem estruturado de exercícios físicos (Irwin et al., 2015)

- Exercícios ativos resistidos, supervisionados duas vezes na semana com aumento de carga progressiva.
- Exercício aeróbico (150 minutos por semana, preferencialmente distribuídos em 30 minutos por dia, 5 dias da semana): por exemplo, caminhada ou bicicleta estacionária.
- Alongamento muscular (englobando músculos de tronco, membros superiores e inferiores).

Terapia-Alvo e Imunoterapia

A terapia-alvo é a modalidade de tratamento que inibe alvos moleculares tumorais específicos, possibilitando maior seletividade para o tratamento das células tumorais com maior efetividade, menor toxicidade e pode ser usada concomitante com outras terapias antitumorais. Nos casos de HER-2 positivos, a hormonioterapia não é suficiente, logo se associam novas estratégias, como o trantuzumabe, um anticorpo monoclonal que inibe a proliferação das células HER-2, promovendo melhora no tempo de progressão da doença e na taxa de sobrevida, pode ser usado associado a outros medicamentos, como pertuzumabe e docetaxel sendo tratamento padrão para doenças localmente avançadas ou ainda associadas à quimioterapia. Os seus efeitos adversos incluem febre, cefaleia, náusea, vômito e, em alguns casos, cardiotoxicidade.

A imunoterapia é muito recente e vem revolucionando o tratamento de diferentes tipos de câncer. Seu alvo específico são os receptores ou antígenos de células tumorais ou do sistema imune. Para o tratamento do câncer de mama, os avanços não param, e os medicamentos mais utilizados atualmente são Pembrolizumabe e Atezolizumabe, sendo a ligação do PD-L1 com o PD1 o principal alvo, impedindo a progressão da doença.

REFERÊNCIAS BIBLIOGRÁFICAS

Bahia JC, Lima CM, Oliveira MM, Guimarães JV, Santos MO, Mota DDCF. Fatigue in Women with Breast Cancer Submitted to Radiotherapy. Revista Brasileira de Cancerologia. 2019;65(2):e-09089.

Behroozian T, Bonomo P, Patel P, Kanee L, Finkelstein S, van den Hurk C, et al. Multinational Association of Supportive Care in Cancer (MASCC) clinical practice guidelines for the prevention and management of acute radiation dermatitis: international Delphi consensus-based recommendations. Lancet Oncol. 2023;24(4):e172-e185.

Blomqvist L, Stark B, Engler N, Malm M. Evaluation of arm and shoulder mobility and strength after modified radical mastectomy and radiotherapy. Acta Oncol. 2004;43:280–3.

Boing L, Vieira MCS, Moratelli J, Bergmann A, Guimarães ACA. Effects of exercise on physical outcomes of breast cancer survivors receiving hormone therapy - A systematic review and meta-analysis. Maturitas. 2020;141:71-81.

Bostock S, Bryan J Radiotherapy-induced skin reactions: assessment and management. Br M J. 2016;25(4):S18, S20-4.

Brunt AM, Haviland JS, Wheatley DA, Sydenham MA, Bloomfield DJ, Chan C, et al. One versus three weeks hypofractionated whole breast radiotherapy for early breast cancer treatment: the FAST-Forward phase III RCT. Health Technol Assess. 2023;27(25):1-176.

Casla S, Hojman P, Márques-Rodas I, López-Tarruella S, Jerez Y, Barakat R, et al. Running away from side effects: physical exercise as a complementary intervention for breast cancer patients. Clin Transl Oncol. 2015;17(3):180-96.

Cronshaw M, Parker S, Anagnostaki E, Mylona V, Lynch E, Grootveld M. Photobiomodulation and Oral Mucositis: A Systematic Review. Dent J (Basel). 2020 Aug 5;8(3):87.

De Vita VT, Helmann S, Rosenberg SA. Cancer: Principles & Practices of Oncology. 8. ed. USA: Lippincott Williams & Wilkins. 2008.

Fedman M. Gastrointestinal Disease. WB Saunders Company. 1989.

Fields J, Richardson A, Hopkinson J, Fenlon D. Nordic walking as an exercise intervention to reduce pain in women with aromatase inhibitor associated arthralgia: a feasibility study. J Pain Symptom Manage. 2016; 52(4):548-59.

Frasson A, Novita G, Milen E, Zerwes F, Pimentel F, Brenelli F, et al. Doenças da Mama: guia de bolso baseado em evidências. 3a edição. Rio de Janeiro: Atheneu. 2022.

Irwin, ML, Cartmel B, Gross CP, Ercolano E, Li F, Yao X, et al. Randomizes exercise trial of aromatase inhibitor-induced arthralgia in breast cancer survivors. J Clin Oncol. 2016;33(10):1104-11.

Jesson T, Runge N, Schmid AB. Physiotherapy for people with painful peripheral neuropathies: a narrative review of its efficacy and safety. Pain Rep. 2020 Sep 23;5(5):e834.

Joyce A, Burns L, McAloney-Kocaman K. Exploring the experience of a cognitive rehabilitation intervention for cancer-related cognitive change in people living with cancer: An interpretative phenomenological analysis. Palliat Support Care. Published online August 4. 2023.

Klafke N, Bossert J, Kröger B, Neuberger P, Heyder U, Layer M, et al. Prevention and Treatment of Chemotherapy-Induced Peripheral Neuropathy (CIPN) with Non-Pharmacological Interventions: Clinical Recommendations from a Systematic Scoping Review and an Expert Consensus Process. Med Sci (Basel). 2023; 30;11(1):15.

Klassen O, Schmidt ME, Ulrich CM, Schneeweiss A, Potthoff K, Steindorf K, et al. Muscle strength in breast cancer patients receiving different treatment regimes. J Cachexia Sarcopenia Muscle. 2017;8(2):305-16.

Kneis S, Wehrle A, Müller J, Maurer C, Ihorst G, Gollhofer A, et al. It's never too late - balance and endurance training improves functional performance, quality of life, and alleviates neuropathic symptoms in cancer survivors suffering from chemotherapy-induced peripheral neuropathy: results of a randomized controlled trial. BMC Cancer. 2019 2;19(1):414.

Leal NF, Oliveira HF, Carrara HH. Supervised physical therapy in women treated with radiotherapy for breast cancer. Rev Lat Am Enfermagem. 2016;15;24:e2755.

Mamtani A, Sevilimedu V, Le T, Morrow M, Barrio AV. Is local recurrence higher among patients who downstage to breast conservation after neoadjuvant chemotherapy? Cancer. 2022 Feb 1;128(3):471-8.

Marinho PML, Barbosa-Lima R, Santos JCO, Santos DKC, Sobral GS, Vassilievitch AC, et al. Chemotherapy-related oral mucositis in breast cancer patients: a brief review. Research, Society and Development, 2021;10(3):e25610313338,

Mosa ASM, Hossain AM, Lavoie BJ, Yoo I. Patient-Related Risk Factors for Chemotherapy-Induced Nausea and Vomiting: A Systematic Review. Front Pharmacol. 2020 Apr 1;11:329.

Oliveira MM, de Souza G, Miranda M, do Amaral MT, Silva MPP, Okubo M, et al. Exercícios para membros superiores durante radioterapia para câncer de mama e qualidade de vida. Rev Bras Ginecol Obstet. 2010;32(3):133-8.

Pan T, Wang Y, Ye L, Wang Q, Yin F, Qin C. Effects of contusion and exhaustive exercise on MURF1 and MAFBX in the skeletal muscle of rats. Rev Bras Med Esp. 2023;29:e:2021_0396.

Perbeck L, Celebioglu F, Svensson L, Danielsson R. Lymph circulation in the breast after radiotherapy and breast conservation. Lymphology. 2006;39(1):33-40.

Ramos Rocha S, da Costa Ferreira SA, Ramalho A, Conceição Gouveia Santos VL, Cristina Nogueira P. Photobiomodulation Therapy in the Prevention and Treatment of Radiodermatitis in Breast Cancer Patients: Systematic Review. J Lasers Med Sci. 2022;13:e42.

Raptopoulos Z, Constantinou C. The Effect of Exercise on the Alleviation of Side Effects Induced by Aromatase Inhibitors in Postmenopausal Breast Cancer Patients. Curr Oncol Rep. 2020;15;22(11):110.

Rezende L, Lenzi J. Eletrotermofototerapia em Oncologia. 1. ed. Rio de Janeiro: Editora Thieme Revinter. 2020.

Runowicz CD, Leach CR, Henry NL, Henry KS, Mackey HT, Cowens-Alvarado RL, et al. American Cancer Society/American Society of Clinical Oncology Breast Cancer Survivorship Care Guideline. J Clin Oncol. 2016a Feb 20;34(6):611-635.

Runowicz CD, Leach CR, Henry NL, Henry KS, Mackey HT, Cowens-Alvarado RL et al. American Cancer Society/American Society of Clinical Oncology Breast Cancer Survivorship Care Guideline. CA Cancer J Clin. 2016b Jan-Feb;66(1):43-73.

Saad M, Medeiros R. Prevenção e tratamento de náuseas e vômito de diversas etiologias pela pressão sobre o ponto de acupuntura P6. Einstein: Educ Contin Saude. 2008;6:44-5.

Schmidt ME, Wiskemann J, Armbrust P, Schneeweiss A, Ulrich CM, Steindorf K. Effects of resistance exercise on fatigue and quality of life in breast cancer patients undergoing adjuvant chemotherapy: A randomized controlled trial. Int J Cancer. 2015;137(2):471-80.

Streckmann F, Hess V, Bloch W, Décard BF, Ritzmann R, Lehmann HC, et al. Individually tailored whole-body vibration training to reduce symptoms of chemotherapy-induced peripheral neuropathy: study protocol of a randomised controlled trial-VANISH. BMJ Open. 2019a Apr 24;9(4):e024467.

Streckmann F, Lehmann HC, Balke M, Schenk A, Oberste M, Heller A, et al. Sensorimotor training and whole-body vibration training have the potential to reduce motor and sensory symptoms of chemotherapy-induced peripheral neuropathy-a randomized controlled pilot trial. Support Care Cancer. 2019b;27(7):2471-8.

Thomazine A, Tessaro A, Pinho A, Arbona AC, Hauser A, Bergmann A, et al. Diretrizes para assistência interdisciplinar em câncer de mama. Rio de Janeiro: Editora Revinter. 2014.

Untura LP, Rezende LF. A Função Cognitiva em Pacientes Submetidos à Quimioterapia: uma Revisão Integrativa. Rev Bras Cancerol. 2012;58(2):257-65.

van Vulpen JK, Peeters PHM, Velthuis MJ, van der Wall E, May AM. Effects of physical exercise during adjuvant breast cancer treatment on physical and phychosocial dimensions of cancer-related fatigue: A meta-analysis. Maturitas. 2016;85:104-11.

Wang K, Tepper JE. Radiation therapy-associated toxicity: Etiology, management, and prevention. CA Cancer J Clin. 2021 Sep;71(5):437-54.

Wang X, Lai Q, Tian Y, Zou L. Effect of evidence-based nursing intervention on upper limb function in postoperative radiotherapy patients with breast cancer. Medicine (Baltimore). 2020;99(11):e19183.

Zecha JAEM, Racher-Durlacher JE, Nair RG, Epstein JB, Elad S, Hamblim MR, et al. Low-level laser therapy/photobiomodulation in the management of side effects of chemoradiation therapy in head and neck cancer: part 2: proposed applications and treatment protocols. Support Care Cancer. 2016b;24(6):2793-805.

Zecha JAEM, Racher-Durlacher JE, Nair RG, Epstein JB, Sonis ST, Elad S, et al. Low-level laser therapy/ fotobiomodulation in the management of side effects of chemoradiation therapy in head and neck cancer: part 1: mechanisms of action, dosimetric, and safety considerations. Support Care Cancer. 2016a;24(6):2781-92.

CUIDADOS PALIATIVOS NO CÂNCER DE MAMA

CAPÍTULO 8

O câncer de mama é uma doença que afeta milhões de mulheres em todo o mundo, sendo uma das principais causas de morbidade e mortalidade femininas. À medida que a compreensão do câncer de mama e os avanços no tratamento evoluem, é essencial destacar a importância dos cuidados paliativos no manejo dessas pacientes. Neste capítulo, exploraremos as abordagens dos cuidados paliativos em pacientes com câncer de mama:

1. Definição e objetivos dos cuidados paliativos: os cuidados paliativos são abordagens multidisciplinares que visam melhorar a qualidade de vida de pacientes com doenças graves, incluindo o câncer de mama. Os objetivos dos cuidados paliativos são aliviar os sintomas físicos, emocionais e psicossociais, fornecer suporte adequado ao paciente e sua família e promover uma transição tranquila para o cuidado de fim de vida (Worldwide Hospice Palliative Care Alliance, 2020).
2. Avaliação e manejo dos sintomas físicos: pacientes com câncer de mama podem experimentar uma variedade de sintomas físicos, como dor, fadiga, náuseas, vômitos e dispneia. Uma avaliação abrangente desses sintomas é essencial para determinar as intervenções adequadas. O uso de escalas validadas de avaliação de dor, como a Escala Numérica ou a Escala Visual Analógica, pode ajudar a quantificar a intensidade da dor e monitorar a eficácia das intervenções analgésicas (NCCN, 2021a; Gouda et al., 2020).
3. Suportes emocional e psicossocial: o diagnóstico e o tratamento do câncer de mama podem ter um impacto significativo na saúde mental e no bem-estar emocional das pacientes. A oferta de suportes emocional e psicossocial é fundamental para ajudar as pacientes a lidar com a ansiedade, a depressão e o estresse relacionados ao câncer. Isso pode incluir a disponibilidade de aconselhamento

individual ou em grupo, terapia cognitivo-comportamental e estratégias de enfrentamento para promover a resiliência (NCCN, 2021b; Mehnert et al., 2014).

4. Comunicação aberta e compartilhamento de informações: uma comunicação eficaz entre a equipe de saúde, a paciente e sua família é essencial nos cuidados paliativos. Isso envolve compartilhar informações de maneira clara e compreensível, permitindo que a paciente participe ativamente das decisões relacionadas ao seu tratamento e cuidados. A abordagem centrada no paciente e a consideração de seus valores e preferências são fundamentais nesse processo (NCCN, 2021c; Epstein et al., 2017).

Os cuidados paliativos desempenham um papel fundamental no manejo abrangente do câncer de mama, fornecendo suportes físico, emocional e psicossocial adequados às pacientes. É essencial que as equipes de saúde estejam atualizadas sobre as melhores práticas e diretrizes nessa área, a fim de garantir que as pacientes recebam cuidados de qualidade, respeitando suas necessidades individuais. Ao adotar uma abordagem centrada no paciente e multidisciplinar, os cuidados paliativos podem melhorar a qualidade de vida e a experiência global das pacientes com câncer de mama (NCCN, 2021c).

A fisioterapia desempenha um papel importante no cuidado de pacientes com câncer de mama em estágio avançado ou em cuidados paliativos. O objetivo principal é melhorar a qualidade de vida e o bem-estar físico desses pacientes, proporcionando alívio de sintomas, redução da dor, manutenção da funcionalidade e prevenção de complicações através de diversas técnicas e intervenções. Também pode fornecer suporte emocional aos pacientes paliativos, auxiliando no manejo do estresse, ansiedade e depressão relacionados ao câncer de mama (Felicio, 2006) (Fig. 8-1).

A dor é um dos principais sintomas que pode ser tratado. Segundo Bhaskar e Simpson (2019) a dor ocorre em 55% dos pacientes durante o tratamento oncológico, 39,3% após o final dos tratamentos e 66% nos estágios finais da doença. A fisioterapia pode utilizar várias técnicas para ajudar a reduzir a dor, como terapia manual, liberação miofascial, técnicas de relaxamento, aplicação de calor ou frio, eletroterapia e exercícios específicos (Coelho et al., 2017).

A terapia manual e o toque leve associado foram estudados em pacientes com câncer avançado, sendo que observaram a melhora da

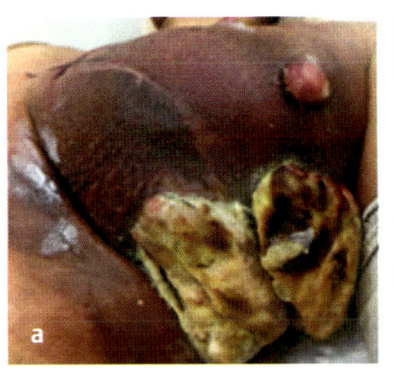

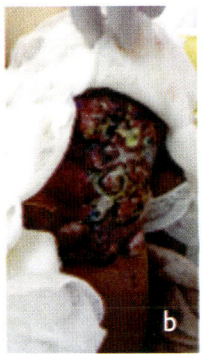

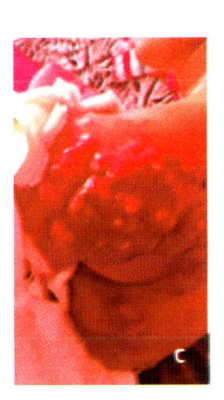

Fig. 8-1. Recidivas tumorais de paciente com câncer de mama triplo negativo na mama (**a**), membro superior (**b**) e região dorsal.

dor em ambas as técnicas (Ghesquiere et al., 2019). A terapia manual no paciente com metástase óssea deve ser leve, visto que pacientes apresentam maior risco de fratura.

A melhora da dor também pode ocorrer após a prática do exercício físico (Heywood, McCarthy e Skinner, 2018), o que demostra que pacientes de cuidados paliativos não só podem, como devem se exercitar, mas sempre supervisionados por um profissional. No capítulo de exercícios físicos deste Manual, você pode ter mais informações.

Em situações paliativas, os objetivos do atendimento mudam de tratamentos curativos para otimizar a qualidade de vida e o controle dos sintomas. O uso da eletroestimulação nervosa transcutânea (TENS) para controlar a dor óssea metastática ou outra dor crônica relacionada ao câncer alinha-se bem com essa mudança nos objetivos de tratamento. Sua aplicação, quando usada adequadamente, tem o potencial de auxiliar no controle dos sintomas, reduzir o uso de opioides e seus eventos adversos, como náusea, vômitos e constipação, que podem ser fatores limitantes no uso de opioides e podem levar à descontinuação precoce e à eficácia analgésica inadequada. Uma filosofia central dos cuidados paliativos é o gerenciamento abrangente dos sintomas para reduzir readmissões, visitas ao departamento de emergência, medicamentos desnecessários, testes diagnósticos, intervenções ou procedimentos cirúrgicos desnecessários. O uso paliativo da TENS tem o potencial para contribuir com essas metas e com a economia associada ao sistema de saúde (Wilson e Stanczak, 2020; Nakano et al., 2020). A maioria dos pacientes com câncer avançado tem pelo menos dois tipos de dor relacionada ao câncer, resultantes de uma variedade de fisiopatologias. Conhecer o tipo de dor do paciente é fundamental para o sucesso terapêutico (Fallon et al., 2018).

A avaliação dos descritores de dor melhora a escolha da terapia. A dor pode ser:

- Nociceptiva: causada por danos contínuos aos tecidos, seja somática (como dor óssea) ou visceral (como dor intestinal ou hepática); ou
- Neuropática: causada por dano ou disfunção no sistema nervoso, como na plexopatia braquial ou na compressão da medula espinhal por tumor.

Dores neuropáticas em pacientes em cuidados paliativos podem ser aliviadas com o uso da fotobiomodulação e com a terapia Scrambler (Rezende e Lenzi, 2020). A TENS está mais indicada no combate à dor oncológica nociceptiva metastática em vários órgãos, desde que com parâmetros e posicionamento adequado dos eletrodos. Os eletrodos devem ser colocados no nível dos dermátomos correspondentes à parte dolorosa ou ao órgão interno, e, quando houver um tumor no local da dor, os eletrodos devem ser colocados longitudinalmente para evitar a estimulação direta. A utilidade da TENS para pacientes com câncer em cuidados paliativos envolve não apenas a redução da dor, mas também o alívio de outros sintomas físicos, como náuseas, vômitos, perda de apetite, fadiga e dispneia (Nakano et al., 2020) (Fig. 8-2).

Um estudo com pacientes terminais, que participaram de um programa de reabilitação através de exercícios e métodos analgésicos não farmacológicos, demonstrou que a dor foi relatada em 68,9%, sendo que a musculoesquelética foi a queixa mais mencionada (ombro congelado, lombalgia e dor radicular). O manejo adequado da dor musculoesquelética através de exercícios auxiliou na redução do uso de opioides, apresentando uma melhora na qualidade de vida (Lee et al., 2018). Quando a origem da dor for musculoesquelética, uma ampla variedade de agentes eletrofísicos pode ser utilizada nos pacientes oncológicos metastáticos.

Programas de exercícios individualizados podem ser prescritos para melhorar a fadiga, através de trabalho de força muscular,

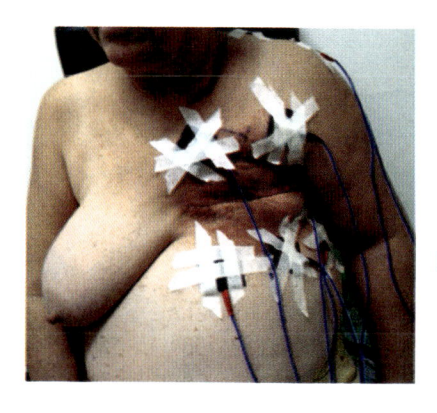

Fig. 8-2. Exemplo de utilização da TENS em paciente com câncer de mama metastático. Com aplicações diárias, houve melhora da dor, da dispneia e do sono.

resistência, flexibilidade e função global. Exercícios de fortalecimento, aeróbicos de baixo impacto e atividades de equilíbrio podem ser incluídos, adaptados às capacidades e necessidades de cada paciente (Gouda et al., 2020).

A dispneia é outra complicação comum, sendo tratada por fisioterapia respiratória para melhorar a capacidade pulmonar e promover a eficácia da tosse, caso o paciente apresente secreção pulmonar. Exercícios respiratórios, técnicas de expansão torácica e drenagem postural podem ser aplicados, além de técnicas de conservação de energia (Granger et al., 2013).

Uma complicação que pode ocorrer na recidiva tumoral ou progressão da doença é o linfedema por obstrução tumoral devido à metástase (Fig. 8-3). Geralmente surge de forma rápida, levando à morbidade progressiva e diminuição de qualidade de vida do paciente, com prognóstico reservado (Shallwani e Towers, 2018).

Um dos primeiros sintomas é o surgimento de neovascularização com limites indefinidos no membro, dorso ou tórax (Fig. 8-4) devido à trombose de veia axilar (Rezende et al., 2018). Este fato contraindica a terapia física complexa (TFC).

Há comprometimento do fluxo linfático nos canais linfáticos e/ou linfonodos devido à disseminação do tumor, podendo ter um início agudo com rápida progressão, resultando em alterações na cor da pele e fraqueza muscular. O linfedema obstrução tumoral pode ser o primeiro sinal de recorrência do tumor (Weissleder, 2008).

A compressão tumoral do sistema linfático ocorre devido a o tumor se infiltrar nos vasos linfáticos ou linfonodos, sendo que esta

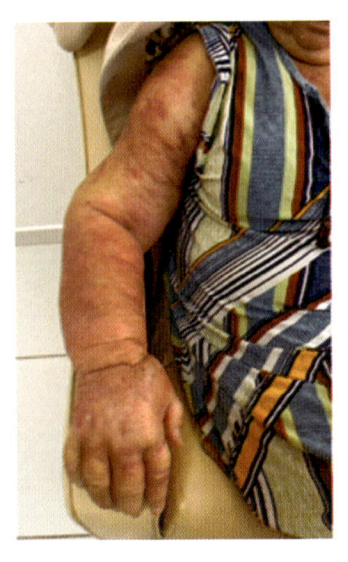

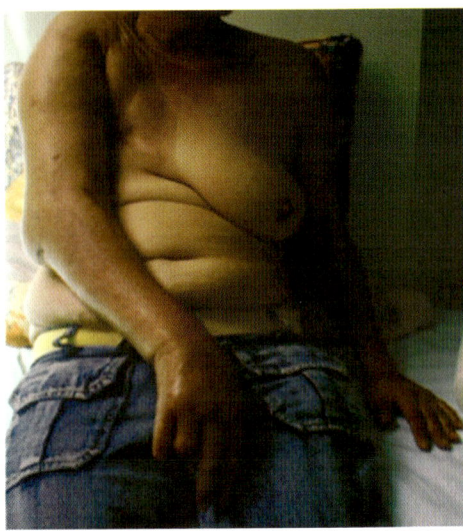

Fig. 8-3. Linfedema por obstrução tumoral e recidiva na mama com diminuição de mobilidade do membro superior.

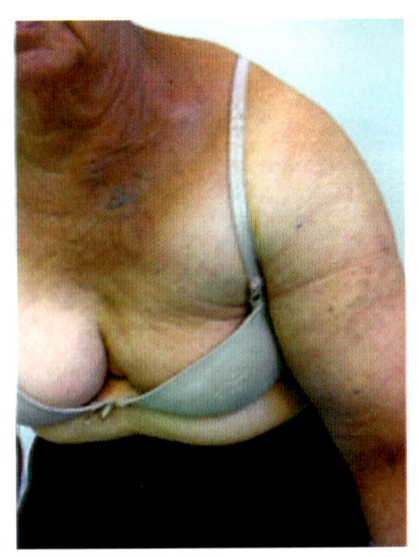

Fig. 8-4. Neovascularização na região próxima à clavícula e no membro superior esquerdo relacionado a uma trombose de veia axilar por obstrução tumoral.

instalação é rápida e pode causar dor difusa (Hammer e Doller, 2008). Devido à progressão da doença podem surgir: linfonodos palpáveis, úlcera carcinogênica, alterações posturais, invasão tumoral, presença de circulação colateral, compressão de raiz nervosa, pele com coloração cianótica ou avermelhada e temperatura alterada, além de diminuição de amplitude de movimentos e força muscular.

Ainda há pouca evidência científica em relação ao tratamento fisioterapêutico do linfedema obstrução tumoral sendo que, na maioria, são estudos de casos ou casuísticas pequenas. Entretanto, estudos mostram que a terapia física complexa auxilia na redução de volume do membro. Também há melhora na gravidade do linfedema, promovendo a melhora da amplitude de movimento, dor e peso, sendo um método eficaz e útil (Liao, 2016). Pacientes com este tipo de linfedema precisarão de um tempo mais prolongado de acompanhamento.

Hwang et al. (2013), Cobbe et al. (2018) e Bitencourt et al. (2021) realizaram um estudo em pacientes com linfedemas obstrução tumoral cujo tratamento foi realizado com TFC, porém sem DLM, demostrando melhora da qualidade de vida, redução da dor e do volume dos membros superiores. A melhora da amplitude de movimento pode ser alcançada por alongamentos suaves, exercícios de mobilização articular e terapia manual, prevenindo a rigidez e a contratura muscular (Liao et al., 2016).

Em pacientes com linfedema obstrução tumoral que não tolerem enfaixamento ou que não tenham como realizá-lo, pode-se utilizar uma vestimenta compressiva que também auxilia na redução de volume do membro (Campanholi, Baiocchi e Mansani, 2019).

REFERÊNCIAS BIBLIOGRÁFICAS

Bhaskar Ak, Simpson KH. Interventional management of pain in cancer and palliative care. Medicine. 2019;48(1):9-13. https://doi.org/10.1016/j.mpmed.2019.10.014

Bitencourt PLS, Rodrigues PNM, Tagliaferro JR, Caires MTO, Rezende LF. Atuação da Fisioterapia no Linfedema Neoplásico em Paciente com Câncer de Mama Metastático: Relato de Caso. Rev Bras Cancerol. 2021;67(4):e-161293.

Campanholi LL, Baiocchi JMT, Mansani FP. Use of Compression Garment in the Treatment of Malignant Lymphedema in a Patient with Recurrent Breast Cancer: Case Report. Mastology. 2019;29(1):47-51.

Cobbe S, Nugent K, Real S. Pilot Study: The Effectiveness of Complex Decongestive Therapy for Lymphedema in Palliative Care Patients with Advanced Cancer. J Palliat Med. 2018;21(4):473-8.

Coelho A, Parola V, Cardoso D, Bravo ME, Apóstolo J. Use of non-pharmacological interventions for comforting patients in palliative care: a scoping review. JBI Database System Rev Implement Rep. 2017 Jul;15(7):1867-1904.

Epstein RM et al. A person-centered communication and reflection model: sharing decisions in cancer care. Psychooncology. 2017;26(8):1115-21.

Fallon M, Giusti R, Aielli F, Hoskin P, Rolke R, Sharma M, et al. Management of cancer pain in adult patients: ESMO Clinical Practice Guidelines. Ann Oncol. 2018 Oct 1;29(Suppl 4):iv166-iv191.

Felicio E. Cuidados paliativos e fisioterapia: reflexões atuais. Cadernos. Centro Universitário São Camilo, São Paulo. 2006;12(2):87-91.

Ghesquiere A, Wyka K, Smith M, Kutner JS. Associations between psychological symptoms and treatment outcomes of a massage therapy intervention: Secondary analyses of a randomized controlled trial. Complement Ther Med. 2019;46:116-22.

Gouda D, et al. Fatigue management in breast cancer patients: a systematic review and meta-analysis of non-pharmacological interventions. Breast Cancer Res Treat. 2020:183(1):1-15.

Granger CL, Parry SM, Denehy L. The role of physical activity and exercise in the management of patients with advanced cancer: a review. Support Care Cancer. 2013;21(3):797-804.

Hammer B, Doller W. Secondary malignant lymphedema in head and neck tumors. Case Reports - Wien Med Wochenschr. 2008;158(23-24):695-701.

Heywood R, McCarthy AL, Skinner TL. Efficacy of Exercise Interventions in Patients With Advanced Cancer: A Systematic Review. Arch Phys Med Rehabil. 2018;99(12):2595-2620.

Hwang KH, Jeong HJ, Kim GC, Sim YJ. Clinical effectiveness of complex decongestive physiotherapy for malignant lymphedema: a pilot study. Ann Rehabil Med. 2013;37(3):396-402.

Lee CH, Kim JK, Jun HJ, Lee DJ, Namkoong W, Oh JH. Rehabilitation of Advanced Cancer Patients in Palliative Care Unit. Ann Rehabil Med. 2018;42(1):166-74.

Liao SF. Lymphedema Characteristics and the Efficacy of Complex Decongestive Physiotherapy in Malignant Lymphedema. Am J Hosp Palliat Care. 2016;33(7):633-7.

Mehnert A, Brähler E, Faller H, Härter M, Keller M, Schulz H, et al. Four-week prevalence of mental disorders in patients with cancer across major tumor entities. J Clin Oncol. 2014 Nov 1;32(31):3540-6.

Nakano J, Ishii K, Fukushima T, Ishii S, Ueno K, Matsuura E, et al. Effects of transcutaneous electrical nerve stimulation on physical symptoms in advanced cancer patients receiving palliative care. Int J Rehabil Res. 2020;43(1):62-8.

National Comprehensive Cancer Network (NCCN) (2021a). NCCN Clinical Practice Guidelines in Oncology: Adult Cancer Pain. Disponível em: https://www.nccn.org/guidelines/guidelines-detail?category=1&id=1441

National Comprehensive Cancer Network (NCCN) (2021b). NCCN Clinical Practice Guidelines in Oncology: Distress Management. Disponível em: https://www.nccn.org/guidelines/guidelines-detail?category=1&id=1462

National Comprehensive Cancer Network (NCCN) (2021c). NCCN Clinical Practice Guidelines in Oncology: Palliative Care. Disponível em: https://www.nccn.org/guidelines/guidelines-detail?category=1&id=1451

Rezende L, Campanholi LL, Tessaro A. Manual de Condutas e Práticas Fisioterapêuticas no Câncer de Mama da ABFO. 1. ed. Rio de Janeiro: Thieme Revinter. 2018.

Rezende L, Lenzi J. Eletrotermofototerapia em Oncologia. 1. ed. Rio de Janeiro: Editora Thieme Revinter., 2020.

Shallwani SM, Towers A. Self-Management Strategies for Malignant Lymphedema: A Case Report with 1-Year and 4-Year Follow-Up Data. Physiother Can. 2018;70(3):204-11.

Weissleder H, Schuchhardt C. Lymphedema diagnosis and therapy. 4. ed. Baden-Baden: Viavital Verlag Gmbh. 2008.

Wilson CM, Stanczak JF. Palliative Pain Management Using Transcutaneous Electrical Nerve Stimulation (TENS). Rehabilitation Oncology. 2020;38(1):E1–E6.

Worldwide Hospice Palliative Care Alliance. Global atlas of palliative care. 2. ed. London: WHPCA; WHO, 2020. Disponível em: https://cdn.who.int/media/docs/default-source/integrated-health-services-(ihs)/csy/palliative-care/whpca_global_atlas_p5_digital_final.pdf?sfvrsn=1b54423a_3. Acesso em: 10 jun. 2023

ÍNDICE REMISSIVO

Entradas acompanhadas por um *f* em itálico ou **q** em negrito indicam figuras e quadros, respectivamente.

A
Aderência cicatricial, 84
Aderência(s) tecidual(is), 38, *38f*, **40q-41q**
   miofasciais, 43
   orientação ao paciente, 42
Agulhamento a seco, 63
Alongamento(s)
   estático, 26
      treinamento de, 26
   muscular, 26, *27f*
   realização de, 25
Alterações osteomioarticulares, 24
   tratamento das, 24
Anastomoses, 27
Associação Mundial de Fotobiomodulação, 91
Atividade física
   no câncer de mama, 115
      exercícios físicos, 118
      pilates, 119
         no pós-operatório, 126, *128f*

B
Bandagem
   elástica, 21, 42
   terapêutica, 57

Biomecânica
   postural, 16
Biópsia
   do linfonodo sentinela, 3
Braçadeira elástica, *89f*

C
Câncer
   de mama
      atividade física no, 115
      complicações no pós-operatório, 31
         aderência tecidual, 38
         deiscência, 56
         disfunção sexual, 71
         dor, 58
            miofascial, 61
            ombro congelado, 64
         imagem corporal, 47
         lesões nervosas motoras, 43
         postura, 45
         seroma, 54
         síndrome da rede axilar, 31
      cuidados paliativos no, 155
         avaliação e manejo, 155
         definição e objetivos, 155
         dispneia, 159
         terapia Scrambler, 158

tipos de dor, 158
paciente com
    avaliação e pré-habilitação
    fisioterapêutica no, 1-20
    complicações após
    tratamento, 18
    radioterapia no, 131
Centro cirúrgico
    dentro do, 21
Cone truncado
    fórmula do, *16f*
Crioterapia, 66

D

Deiscência, 56
    bandagem elástica terapêutica, 57
    definição, 56
    fotobiomodulação na, 58, *58f*
        benefícios da, 58
    princípio do estiramento, 56
Disfunção sexual, 71
    atuação do fisioterapeuta na, 71
Dor, 58
    consideração sobre, 58
    definição, 58
    fisioterapeuta na, 61
    miofascial, 61
        agulhamento a seco no
        tratamento da, 63, *63f*
        fotobiomodulação, 62
        presença de, 61
        recursos, 61
        técnicas manuais para
        tratamento, 61
        terapia por ondas de choque, 61
    questionário de McGill, 59, *60f*
    medidas depois do, 59
Drenagem linfática
    manual, 38

E

Eletrotermofototerapia, 61
Enfaixamento compressivo, 85, *87f*
Escala de avaliação cicatricial, 14
Escala Likert, 17
Escala visual analógica da dor (EVA),
    6, **8q**
Exercícios
    com amplitude de movimento,
    23, 24

F

Fisioterapia
    indicação para, 23
Força muscular
    avaliação da, **7q**
Fotobiomodulação, 21, 58, 90
    com *laser*, 62
    no centro cirúrgico, *22f*
    princípio da, 147
Fraqueza muscular, 26

G

Goniometria, *5f*, *7f*
    avaliação da extensão do ombro
    com, *5f*
    avaliação da flexão do ombro
    com, *5f*

H

Hormonioterapia, 148
    avaliação fisioterápica, 149
    classes principais, 148
    definição, 148

I

Imagem corporal, 47
    categorias que poderão ser
    identificadas, 50
    fatores decorrentes das
    complicações cirúrgicas, 47
    preocupação com, 47

questionários semiestruturados, 48
tratamento em fisioterapia, 53

L

Lesões nervosas
   motoras, 43
      desestabilização da estrutura escapuloumeral, 43
      exame físico, 44
      nervo de Bell, 43
      sintomas, 43
Likert
   Escala, 17
Linfadenectomia, 2, 4, 23, 33
   axilar, 3
Linfedema, 77
   avaliação, 80
      clínica, 80
      da pele, 81
   classificação, 77, 80
      estágios, 77, *78f*
   definição, 77
   prevalência, 77
   prevenção, 82
   recursos fisioterápicos, 83-95
Linfonodo sentinela, *4f*

M

Malha tubular
   colocação da, *86f*
Manuais
   com orientações de exercícios domiciliares, 26
Mastectomia(s), 1
   bilateral
      masculina, *1f*
   características das, 1
   definição, 1
   nipple sparing, *2f*
   radicais, 1
      modificadas, 1

   skin sparing, *2f*
   unilateral
      feminina, *1f*
Mama
   câncer de, 1
   cirurgia conservadora de, *3f*
Membro superior
   disfunção do, 135
      exercícios ativos e alongamentos, 137
Mobilização cicatricial, 42
Mucosite oral, 146
   definição, 146
   fotobiomodulação
      princípio da, 147
   pós-quimioterapia, *146f*
Musculatura cervical
   alongamento da, 24

N

Neuropatia
   periférica
      induzida por quimioterapia, 143
      desenvolvimento, 143
      tratamento indicado, 144
         plataforma vibratória, 144, *145f*

O

Ombro congelado, 64
   definição, 65
   disfunções no, 64
   dor, 65
   exame físico, 65
   fobiomodulação com *laser*, 67
   inatividade do, 65
   limitação do movimento de flexão, 64
   objetivo da fisioterapia, 65
   prejuízo do movimento do, 64
   restrição de amplitude, 64
   terapia por ondas de choque, 67

tratamento conservador, 65-67
Onda
  comprimento de, 22

P

Perimetria
  de membro superior, *15f*
Plataforma vibratória, 92
Pós-operatório: centro cirúrgico,
  ambiente hospitalar e
  ambulatorial, 21
  dentro do centro cirúrgico, 21
  pós-operatório imediato, 23
Postura, 45, *46f*
  alterações posturais, 45
  diferença de peso, 45
  prótese externa, 45
  tratamento, 45
Pressoterapia, 92

Q

Quadrantectomia, 2
  definição, 2
Questionário de Dor McGill, 59, *60f*
QUICK, **8q-13q**
Quimioterapia
  adjuvante e neoadjuvante, 138
    precauções para tratamento,
      139
    cognição, 141
    fadiga, 140
    náuseas e vômitos, 142
    neuropatia periférica
      induzida por, 143

R

Radioterapia
  no câncer de mama, 131
    complicações, 132
      crônicas, 138
      disfunção do membro
        superior, 135
      radiodermite, 133
    indicação, 131
    hormonioterapia, 148
      terapia-alvo e imunoterapia,
        149
    neuropatia periférica, 143
    parcial, 131
    quimioterapia adjuvante ou
      neoadjuvante, 138
      cognição, 141
      náuseas e vômitos, 142
    realização da, 23
Reabilitação
  exercícios de, 25
  protocolos de, 24
  treinamento de, 25
Reconstrução mamária, 99
  complicações pós-operatórias,
    105
  com próteses ou expansores, 103
  com retalhos miocutâneos, 99
Rede axilar
  síndrome da, 31

S

Seroma, 54
  bandagem elástica, 55
  compressão, 55, *55f*
  definição, 54
  diagnóstico, 54
  drenagem, 54
  número de tiras, 55
  ocorrência, 54
  tratamento, 54
Setorectomia, 2
Síndrome da dor pós-mastectomia,
  68
  fisioterapia para, 69
  localização, 68
  manifestação, 68
  quadro clínico, 69
  tratamento, 70

Síndrome da rede axilar, 31, *32f*
  características, 31
  fatores de risco, 34
  fisiopatologia, 34
  fisioterapia, 36
  incidência, 33
  localização, 31
  origem linfática, 35
  resolução, 33
  sintomas, 33
  taping para, 37

T
Terapia física complexa (TFC), 83
Trofismo
  muscular, 1
Tumorectomia, 2

V
Vestimentas
  ajustáveis, 94, 95